大展好書　好書大展
品嘗好書　冠群可期

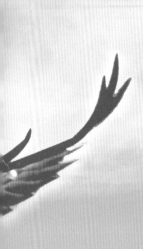

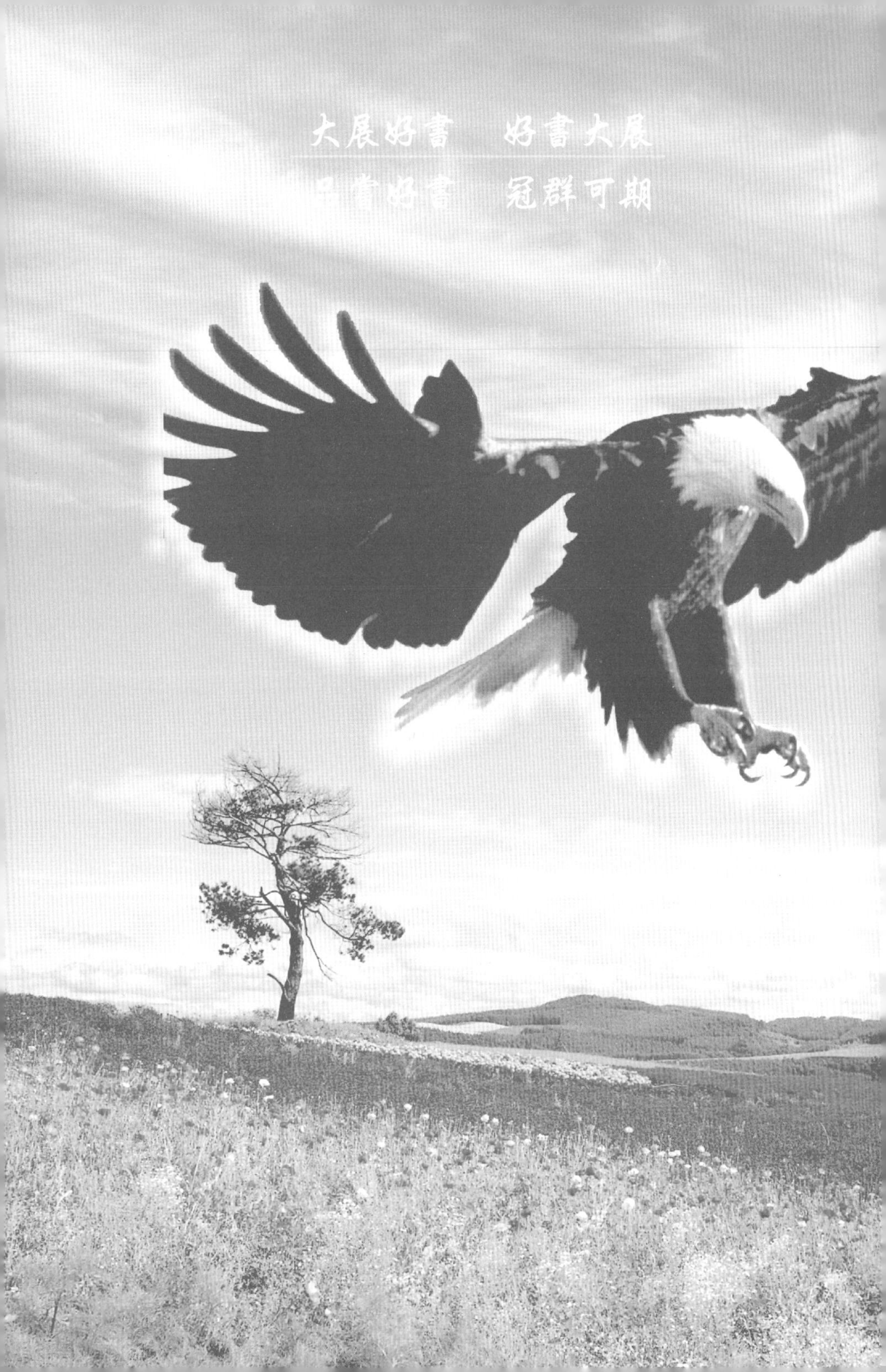
大展好書 好書大展
品嘗好書 冠群可期

雙極療術與深層冥想

蕭京凌・柯素娥　編譯
洪　洋　整理

品冠文化出版社

序言

為了諸多工作理由導致腰痛現象的人，自古以來多不勝數。而今日工商社會如此繁忙，因為處理文件資料、操作電腦等……文明工作而罹患腰痛的人，更是與日激增！

這種「現代病」，影響了人體最主要的關節部位，可是大部分的人以為是小毛病，視若無睹，等到無法忍受而求治於大醫院時，又苦無根治的辦法，只好拖延過日，成了慢性疾病。

「雙極療術」，是中國四千年拳術「行者拳」所演變的醫療法，有快速消除酸痛與疲勞的獨特功效。「生死穴道」，是人體的各種要害，只要輕微一擊，就能取對方性命。有些人會誤認其與中國的穴道法相同，然而中國的穴道法稱為「神經穴道」與「生死穴道」是根本不同的。

「生死穴道」，雖能輕易取人性命，但是如果用手指適當刺激，反而能讓身體產生活力。「雙極療術」就是巧妙的揉合了「神經穴道」與「生死穴道」的雙重醫療效果，確實達到祛病趨痛的奇異神效。

上篇「雙極療術」介紹現代人最易發生的腰、肩、腳痛，並對「雙極療術」予以正確簡單的說明，期望能解決因為酸痛而苦惱的問題。

壓力時時刻刻破壞我們身心健康，想要好好保養我們的心靈，便要常常清理壓力，以維持身心運作平順。為了讓許多為壓力所苦的人，能夠以更確實的方式來消除壓力，在下篇我們介紹「深層冥想」。

冥想是一種能量治療學，對身體的健康有很多益處，冥想並不玄虛，也不困難，只要放鬆、穩定的姿勢、安靜舒適的坐好，就可以開始冥想。

冥想除了能提升免疫力來對抗有害的微生物，很多研究發現冥想、深層放鬆能減輕壓力，加強認知專注，且對情緒有正面的影響。

本書是使一些被來自工作、社會、責任等構成的酸痛、壓力壓得喘不過氣來的人，能由「雙極療術」或「深層冥想」來改善身體及精神上的最佳狀況。衷心期盼能對讀者有所助益。

目錄

上篇 雙極療術

4 雙極療術消除肩部的疼痛疲勞……九〇

5 雙極療術消除腳的疼痛疲勞……一二三

下篇 深層冥想法

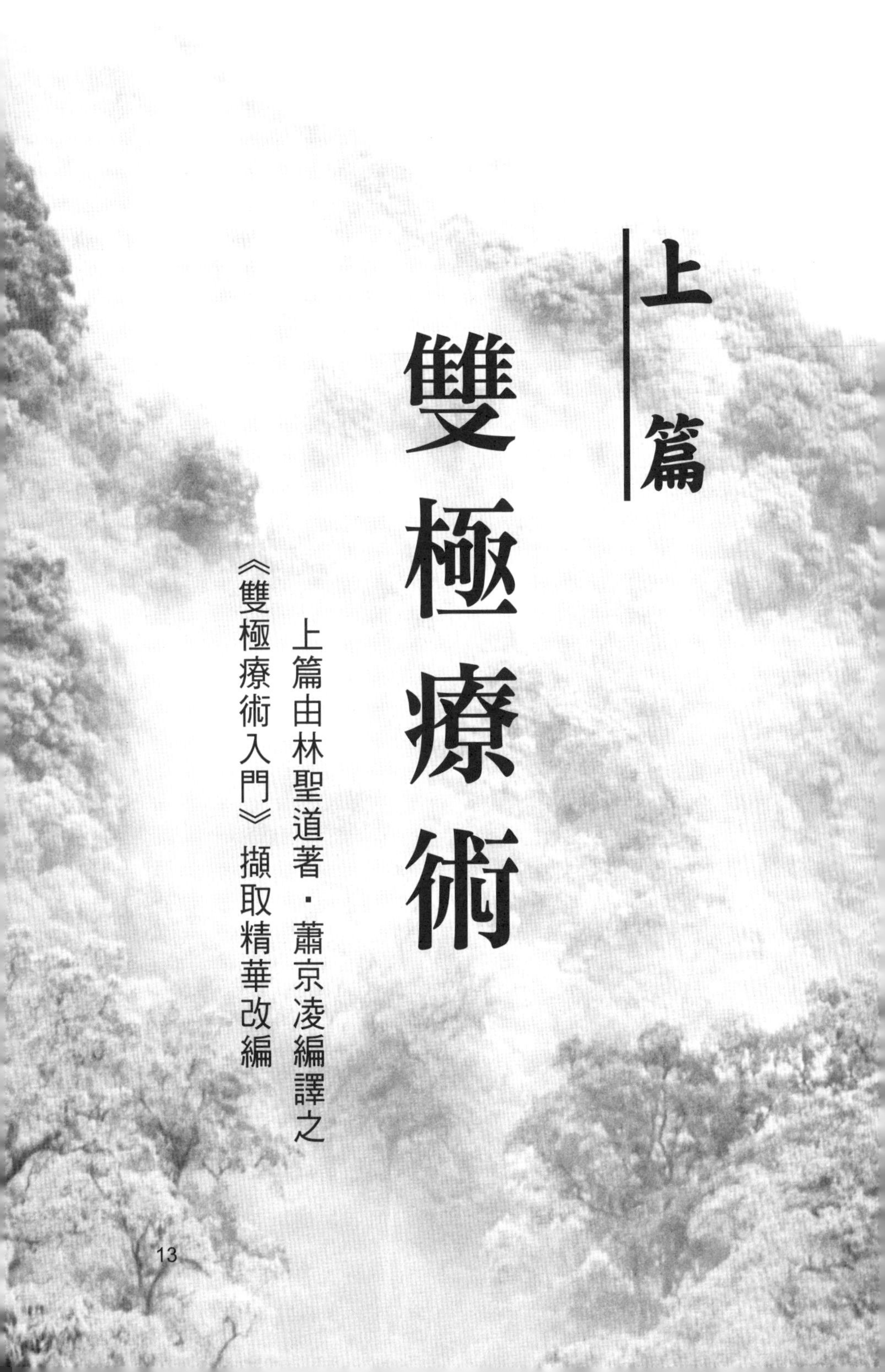

上篇

雙極療術

上篇由林聖道著・蕭京凌編譯之
《雙極療術入門》擷取精華改編

1 中國秘傳的雙極療術

中國拳法之雄——「行者拳」

想要徹底了解「雙極療術」，必須先從「中國拳法」的歷史談起。

中國自古以來就有各種不同派系的拳法，大致分類為三十七種。派系之間的武術、招式與秘傳完全不同，然而大部分是由僧侶在戰亂連連中，為了保護寺院、民房而發明的，並且以師弟關係為中心流傳至今。

在各類拳派之中，包含了有名的少林寺拳法——太極拳。但是，多數的派系只有少數的傳承人，對於一般的民眾，並不會公開其秘傳。

當然武術有危險性，對沒有真正了解拳法精神的人而言，傳授其技術，只有製造「會移動的武器」罷了，因此，各派系便不願將秘傳公諸大眾。

在中國拳法中，有一不知名的派系，叫做「行者拳」。單從派名，就能想像是由在深山內苦練的修行者研究出來的拳法。因為這一派的人，使用龍狐十字劍為武器，出招既準且狠，所以，四千年來，以最具戰鬥的拳法而揚名。

由於修練者練習的地方，是無人居住的岩地，又缺乏醫藥，因此，他們便一邊苦練一邊把自己當作實驗品，拿削圓的樹枝，直接刺激身體各穴道。如此長期研究下來，逐漸發展成一套醫療法，而「雙極療術」便是脫胎於「行者拳」。

「雙極療術」雖然能讓對方受到致命的傷害，然而只要適當的在「生死穴道」輕擊，便可刺激神經，使五臟六腑產生活力，促進血液循環，使得原本一籌莫展的疾痛，產生治療的效果，讓生命力復甦，起死回生。

或許讀者會產生疑問，為什麼有神奇醫療效果的雙極療術，不能像太極拳、氣功或真向法般廣為流傳？

理由之一是，中國人對歷史傳統或經濟價值觀，與外國人根本不同。

例如：日本人對插花或茶道這種技術，心理上有傳承的使命感，盡量將其發揚光大普及於社會大眾。但是中國人卻不同，不能像日本人那樣的不顧一切，而且對利用自己所學賺取財富與提高名聲的作法不敢苟同。

這種武術家所持的恬淡價值觀，就是阻礙武術普及的根本原因。事實上，中國歷代不乏武術精妙超卓的異人，然而，因為他們不願向外界透露自己的身份，所以便無名的消失在武術的舞台。

而且中國人相信「緣份」，一定要找到與自己投緣的人，才肯傾囊相授。因此，若是得不到巧妙機緣，這種武術便從此失傳。

促進血液循環的雙極療術

長時間保持不良姿勢，這一部分的肌肉一定會疼痛或倦怠，這是因為血液的循環受到壓迫、阻滯。如果不立刻處理改善，那麼肌肉在缺氧的情況下，神經會壞死導致行動困難，或者是體內蓄積乳酸引起更嚴重的勞累與不舒適。

雙極療術所使用的「生死穴道」刺激法，便是在穴道上促進血液流動，把醫學所稱的「瘀血」予以消除疏通。

例如：肩膀僵硬以及脖子酸痛，若是使用雙極療術，不但可以改善末梢血管的血液循環，同時，也能讓緊張收縮的肌肉放鬆。

雙極療術所能醫治的各種症狀：

①五十肩、閃腰等突發疼痛。
②腰酸、肩膀僵硬、雙腳疼痛等頑固的慢性病。
③消除激烈運動所造成的身體肌肉傷害。
④預防高血壓、心臟病等成人病的再發。

生死穴道和神經穴道的差異

人體內有無數的經絡，中國自古以來的療術，便是建立在這種神經與肌肉的通道上。過去的刺激神經法，能使身體各部位產生「氣」，這就是要打通各個經脈的血液循環，從而促進肌肉的機能。

但是，「雙極療術」所使用的生死穴道刺激法，在本質上和神經穴道不同。人體內除了經絡之外，還有不少神經集中的地方，刺激了此部分，就會直接傳達到身體各部位的末梢神經，進而促進血液流動與營養的補給。

而且生死穴道的治療成果非常快速。好像水塔一般，順著每一個管道，將水送到住家，絕對能供應充足的水源，並且由於水壓的原故，因而能使得輸送流通快速。

如此說來，讀者大概了解雙極療術的治療方法與原理。其乃是本著神經與生死穴道的二極，藉著刺激的作用，得到不同於以往的穴道治療效果。

但是，使用生死穴道的方法不當，可能將使對方局部關節痲痺，或者呼吸停止，不過，比起神經穴道，生死穴道的失敗率少得很多。

行者拳所使用的穴道，表面有三十二處，體內有三十七處，其中包括了日本人認為是致命的金的水月（心窩）部位。

因此，務必學習生死穴道的正確使用法，來消除身體的疼痛。

「不動手術能止痛」的東方醫學

現代人腰、肩、腳痛的原因大約如下：

①觀看細字或模糊畫面，致眼睛疲勞而產生肩痛。

②手持重物，未採取略蹲姿勢，而致腰痛。

③暴食暴飲的結果，使胃、背疼痛，腰部粗大。

④長時間以同樣姿勢工作，產生慢性腰痛、肩痛。

⑤長期使用電梯，所造成運動不足的腳疲勞。

⑥突然急遽的運動，有肌肉痛的苦惱。

為什麼集合現今最尖端的科技醫術，而不能醫治的疾病，使用古代流傳下來的東方療術，就有起死回生的妙用？事實上，東方和西方醫學的差異，有很多地方是不能以科學的眼光來解釋。

例如：雙方對神經看法的不同。西方是以實際上所能看到的症狀為對象，並且組合X光，CT（電腦斷層掃描）等的科學技術為治療的方法，將看不見的人體內部，藉著儀器而透視症狀。

但是，這種高科技的機器，對於控制人體的「神經」系統，並不能加以診治，所以，西醫自然忽略了各種神經的問題。

另方面，東方醫學與西方醫學的不同處，在於東方醫學累積了長年的經驗，作為診治的參考，同時由於經過反覆的錯誤更正，已熟悉了各種疾病的藥方。

由於這種差異，使得西方醫學認為不容易治療的疾病，例如閃腰，只能施打止痛針，然後做溫敷，再讓腳綁著重物來做拉腰的治療。

不過，如果是椎間板之類的腰痛，西方醫學的治療，反而可能使病情惡化。確實，經過手術的醫治，可使症狀局部的改善，但是，傷口縫合之後，原先被切斷的神經，卻再也無法恢復其靈敏的感觸。而且手術後的副作用，會層出不窮，病情再發的可能性也不能有效預防，這些都是西方醫學的缺點所在。

如果使用雙極療術，便會產生意想不到的治療功效。前不久，有一位不能行動，而由家人背著來找我的七十歲老人，患有嚴重的閃腰。我在他大腿外側的穴道實施神經刺激，二十分鐘後，便消除他的酸痛而能自己走回去。

由於此類無法以科學解釋的醫術，能夠有效解除患者的病痛，所以，這幾年來東方醫學逐漸受到各界的重視。

雙極療術的速效性

東方醫學的治療法，分為使用針灸或用手指刺激穴道的指壓法等，在如此多的治療術當中，有速效性和最高治療效果的，據說是針灸法。

確實，在皮膚中插入針的治療法，比其他任何療術更能直接刺激穴道。但是，大部分的醫療院，同一支針都使用好幾次，由於消毒不徹底，很容易感染疾病，這一點，是不能不注意的。

像這樣，由於針的媒介而罹患各種疾病，並不能完全怪罪於治療師。事實上，針灸內部中空，如果中空部分有血液附著，就不容易徹底消毒殺菌。

然而，如果使用「雙極療術」，便可以避免以上的麻煩。因為生死穴道的刺激法，是以手指為工具，當然用不著冒險，是最安全的治療法。

以下是雙極療術的四大要點：

①「生死穴道」＋「神經穴道」的雙極刺激，可使全身充滿活力。

②對於腰、肩、腳痛，有驚異的治療速效。

③對生死穴道施展「壓力」，可預防疾病再發或疲勞。

④「雙極療術」隨時隨地可以一個人做。

汲取東、西方醫學優點的「東西折衷療法」

東方醫學把疾病當作是身體各部的症狀。例如：有腰痛的人，藉著提高全身的機能，來減輕壓力強化患部，這種方法，便是考慮到各部位的調合，以作為治療的方針，完全不會發生副作用。

能將患者的病痛完全治好，是最好不過的事了，但是如果是不易根治的疑難雜症，我認為，也不必以西學的眼光，將之視為「不治之症」。

如果沒有痛苦而能充滿活力的生活，倒不必勉強冒著危險動手術，換句話說，就是與疾病「共存」。所以，「雙極療術」對不易醫治的疑難雜症，可以使之消除痛苦，雖然無法根治，卻能幸福快樂的生活下去。

我從數十年前，便在治療中採用了X光等西方醫學的診斷技術，從而大大提高了治療的正確度。

傳統的東方醫術，大部分是依靠觸診來診斷病情。例如腰痛，就在背部用手摸一摸，說第幾根肋骨有異常，如此簡單的以手的接觸來診斷症狀，是不能完全了解體內的情形，當然更無法確實對症下藥，消除病痛了。

因此，我認為東方醫學應和西方醫學取長補短，利用二者的優點，來做真正有效的醫治。

如此一來，就不知道雙極療術是屬於何種治療法。但對東方醫學不甚了解或稍具常識的人，或許有人對於雙極療術和其他東方療法（如指壓和按摩）其間的差異產生疑問，所以必須和東方醫學作比較並具體的說明雙極療術的特徵。

首先說明「按摩」這種方法並不是用於治療肢體異常部位的治療法，而是用以消除疲勞的健康法，其消除疲勞的效果同於雙極療術，但按摩無法提高身體機能，治療全身疾病，此點即按摩與雙極療術根本上的差異。

事實上，一說到按摩，我們馬上知道，譬如：肩膀僵硬，按摩只能集中於肩膀部分，而無法兼顧到有關的神經穴道。顯然地，按摩的效果只在於對硬化肌肉予以摩擦、加溫，使肌肉鬆弛以改善疼痛部位的血流狀況，並使患者能得到暫時的舒緩。

但是，不論經過多麼仔細的按摩，其恢復的效果皆無法持久，一天之後，同樣的部位便又開始硬化。

基本上，我國自古以來的傳統按摩法和現在的指壓法是一樣的，都是在身體冷時摩擦患部，重壓疼痛的部位。使硬化的肌肉鬆弛以減輕疼痛。使用此種方法和指壓及傳統按摩一樣沒有持續性的效果。

不過，與按摩相較之下，指壓與雙極療術更為接近，實際上，與個別療法也有不少的共同點。都是刺激穴道，藉以提高身體的機能。

雙極療術與指壓雖然同是利用手指壓穴道，但最大的不同之處是兩者所壓之穴道不同，且刺激施加法的方式亦不一樣。

除了此種依賴雙手的治療方法外，最近對於肩膀硬化開始引用濕敷。但濕敷和按摩一樣，僅具一時性的療效，譬如，在患部貼著溫濕敷藥，由於患部被加溫，加速了血液的循環，所以貼著時便會覺得疼痛或硬化的現象已經消失，同時因濕敷藥具有消炎的功效，故易產生治癒的錯覺。

然而此效果的持續，僅限於貼著濕敷藥期間，一旦拿下濕敷藥，馬上又會感到疼痛及發炎，故就治療的效果而言，按摩所給予人的舒爽程度可以說較濕敷藥好。

但如果就一時性的效果來看，濕敷藥的功效可以說非常大，而一味的採用止痛療法，將疼痛壓抑住，卻不是根本治療之道，反而增加了持續惡化的危險性。雖然在不得已的狀況下，不得不使用濕敷藥，但就長遠而言，此方法畢竟不能根本止痛。

有否激烈的疼痛是生死穴道的特徵

雙極療術、按摩、指壓和濕敷藥等療法的最大不同處乃感覺上的差異，接受按摩和指壓的治療，患者會覺得舒適而想睡覺，此即表示肌肉鬆弛之後，人的神經也跟著放鬆，而達到暫時的療效。

但雙極療術的情形和上述完全不同，雙極療術是將治療的重點放在生死穴道上，只要對生死穴道稍施壓力，就能產生如觸電般的疼痛，此即其特徵。

疼痛的程度依個人所按生死穴道位置之不同而異，有時必須經過一段時間，壓下的部位才會產生劇痛。

此種受壓而產生的疼痛感覺，是身體對於刺激的反應，亦即證明疼痛已產生效果。故自己施用雙極療術時，有無疼痛的感覺，即能確認生死穴道的位置是否正確。

不斷的扭轉脖子也許會鑄成神經傷害

雙極療術是一種以中國拳法之一的行者拳作為基礎的健康療法，它具有拳法的系統，亦即有些人用以治療骨折或脫臼時所使用的柔道整體術及整復術。

但雙極療術在基本上與整體術的療法性質相異，以柔道為基礎的整體術或整復術，只是對於某種產生障礙或扭曲之關節予以復原的治療法。而雙極療術卻是以刺激生死穴道和神經穴道，調整身體血流異常的治療法。我們可以說：雙極療術遠比整體術更具療效。

雖說利用整體術以治療腰部疼痛或肩膀硬化，亦能達到使身體輕鬆舒適的目的，但令人懷疑的是，大部分頸部異常的患者，卻都只是採用扭曲脖子治療關節的捻骨治療法。

做捻骨治療法後會使得頭部至頸部的肌肉及神經放鬆而感到舒適，但若經常扭曲頸部關節，會使得頸部神經受到壓迫、傷害而引發各種後遺症，且多次之後，捻骨治療會使得頸部疼痛的狀況更形惡化。

最近，也有些是因作整體術治療而惡化的，舉例來說：有一位二十多歲的職業婦女在數月前為治癒肩膀硬化而接受捻骨治療，當天晚上其背部便產生了如觸電般的銳利刺痛，隔天手部亦開始感到麻痺，之後，她又去過幾家醫院接受治療，但都無絲毫起色。

此即捻骨治療的後遺症，是頸椎遭受強烈壓迫後所引起的神經傷害。

雖然，捻骨治療所引發的後遺症有些並不嚴重，但使用此種療法往往會對頸部、腰部及背部造成傷害。依我的經驗，其發生率約有九成，在治療期間所發出的嘎啦嘎啦的可怕聲響，可以視為對身體施加不當刺激的危險訊號。

同樣是整體術，但若為自己無意識的自我捻骨，通常不會造成太大的傷害。當你對自己的身體施加刺激時，會產生自我抑制機能而變成後遺症階段以前的無意識抑制神經壓迫。

有些人是因為慢性的肩硬化或腰痛；有些是因胃腸等的內臟病；另有些人是由於腦或心臟異常現象，擔心再度復發，而施行雙極療術。除了前面所提到的症狀外，雙極療術對於其他各種症狀，亦有相當程度的治療效果。

有些人可能懷疑雙極療術對於肌肉疼痛或內臟病等的治療效果及使用穴道療法是否妥當，但事實上，此種療法會出現連現代醫學也無法達成的效果。

2 生死穴道刺激法與尋找法

雙極療術不需任何道具，隨時可做

如前所述，以行者拳為基礎的雙極拳術在中國武術中，可能是殺傷力最大的拳法，這是我在修練時期和其他武術相較之後所得到的結論，也印證了生死穴道超強的威力。

至於「行者拳」，因其是在瞬間對著對方的生死穴道施加強烈的力量，故其對於手指之使用方法需要特別的技巧，即使修練了十年、二十年，尚且難以達到，若是普通人想模仿，簡直是緣木求魚。

若做生死穴道療法時，穴道位置為自己伸手不及的地方，則可請他人代為施行，亦不會有危險發生。

幾年前，我在家中的院子裏與狗玩耍時傷及腰部，身體無法正常活動，我即將穴道位置告知家人，請家人代我壓迫穴道以治療。

在此唯一需要更進一步強調的是：切不可以原子筆的筆尖或筷子等尖銳物體壓迫穴道。

因為穴道是人體的要害部分，若以尖銳的器具壓迫生死穴道，則力氣集中於一點上，使得刺激達於穴道的深處，而發生危險。有人可能會認為女性或兒童的力氣小，用手指頭壓，不易產生效果，但若只是以前面所說的方式：只用很小的力氣，而欲達到宏大的效果，這就得將鬼拳改為高座拳的握法（見四十四頁圖示），如此，即可產生二～三部的力量，獲得充分的療效。

並無任何一種治療術能像雙極療術那樣的易於在日常生活中使用，我們可以說：「任何人隨時隨地都可簡單地為自己做治療」——是雙極療術的最大優點。

例如：在東方醫學中，認為治療效果的程度，是依場所和時間的不同而異，以早上剛起床和晚上休息時，是兩個效果最佳的時段。這與在全身的神經經絡流動的「氣」有關。

在上班途中或工作的空檔，想到時，就可以馬上刺激穴道的雙極療術，是不需要拘泥於時間的。

雙極療術和其他健康法另一個不同處是：只要在有不舒服的症狀出現時使用即可，而沒有必要天天做，它對於肩膀或腰部的疲勞、疼痛等治療效果非常好，但若想要根治疼痛的原因，則需要持續一段很長的時間，諸如此種情形，最理想的方式是每天做，也可以每三天或一個星期做一次即可。

以我個人來說：每每於入浴時，將全身泡在浴水中，再緩緩的刺激每一個穴道，因為此種健康法必須一會兒離開浴缸，一會兒又進入，故所需時間較長，但此種入浴法卻能消除全身的疲勞。

一般人若在浴室中待兩個小時之久，可能會產生腦部充血的情形，如果也想運用此種方法消除疲勞或工作上的壓力，只需在浴缸中做三十分鐘就足夠了。

此種簡便的雙極療法，對於忙碌且身體狀況不佳的現代人而言，再適合不過了，當您想到時，就輕鬆地做，又可得到立竿見影的效果。

生死穴道表體三十二處、裏體三十七處

任何人都應該有過此種經驗，即：當我們感到頭疼或肚子疼的時候，常會將手置於痛處摩擦，以減輕疼痛的程度，像這種處理方式，並不完全是心理作用，卻是與人體的穴道有著密切的關係。

當手撫著痛處摩擦時，同時也給了疼痛處緩和的感覺，雖然這些通常是屬於無意識的舉動，但刺激卻得到有效的傳達。

但穴道的療法並不是直接地壓住疼痛的部位，所以照上述的做法，並不能達到很好的效果，穴道療法必須配合其他穴道作刺激。如：治療胃痛時，除了刺激疼痛部位外，對於其周圍的穴道像腳趾、腰部的穴道，看似與胃無多大關聯，但若同時也對這些穴道作刺激，則產生的效果會更大。

根據中國四千年的秘傳記載，雙極療術在身體的表側（體）有三十二處，在背側（體）有三十七處穴道，此與過去針灸、醫學的經絡完全不同，所以稱為生死穴道，即是雙極療術的獨家秘傳。

人體中各個部位，如手、腳、神經等，通常是左右對稱地兩兩相對，但與某一條神經有關連的穴道卻非如此，例如背或心臟的穴道並無左右之分即是。

所以，分佈於表側的三十二處穴道，並不是左十六處、右十六處，如此平等分開。

而背側的穴道有三十七處之多，且有單獨治療的效果，但背側的穴道也非完全兩兩對稱。如腰部的穴道是對稱的，而在其他部位的穴道卻不一定也對稱，以上這些告訴我們：神秘的生死穴道，部分是對稱分佈，部分則否。這也是過去之針灸、醫學所不能及的。

雙極療術的基本是要正確地記住生死穴道的位置，人體有表、裏之分，但神經是負責個別、獨自的作用。

經驗，可以幫助你迅速且正確地找到生死穴道的位置，以自己或太太為對象重複地練習數次之後，很快就能熟悉，若要消除腰、肩或腳的疼痛與疲勞，只要記住十四個生死穴道即可。

治療腰、肩、腳疼痛及疲勞的十四個生死穴道

一些接受治療的人當中，可說大部分是事業有成的中年人，其症狀通常為胃異常、腰痛或行動不便等。這些症狀常是因忙碌的工作與複雜的人際關係所引起的緊張結果。

經過診斷後發覺是：肩硬化、腰痛、腳痛、疲勞等症狀。依我看來，大部分的現代人多少都患有疲勞所引發的腰、肩與腳的異常。

本書著重於介紹如何治療腰、肩與腳的問題，原因是：這些症狀造成很多人的困擾，更嚴重者，會因硬化而淤血，若不及早治療，可能會引起其他的內臟疾病，造成不可收拾的狀況。

尤其是肩膀硬化，若忽略或未做妥善處理，則引發疾病的可能性相當大，特別是對內臟的影響尤甚。肩膀的肌肉主要是用以支撐肺、胃及肝臟等重要器官使

其不致下墜，也支撐著雙手，連接頸部使之固定，所以肩部是經常處於緊張的部位，致使肌肉易於硬化，血液無法暢流而產生淤血現象。

間接地，它亦影響了臟器的機能，如：肺的作用衰微、胃的活動減弱，而引起食慾不振，嚴重時甚至會有嘔吐現象發生，但卻很少人會察覺胃的異常是由於肩的硬化而引起的，故有些人只隨便地服用胃藥，反而被胃藥所害，而造成胃糜爛。所以對於肩所引起的胃異常，必須妥善治療，否則永遠無法痊癒。

治療時用力刺激硬化之處的生死穴道，馬上可感覺到疼痛減輕。此種治療法，在後面會再詳細地介紹。

腰痛和腳的疲勞亦同，有些人總認為「腳的疲倦感覺應該沒多大問題」，因而延誤醫治，造成不可挽回的後果。我們的腳部連結了一部分內臟的神經，對於腳的疲勞現象，我們可視之為內臟機能的紅燈。只要對著腳部的生死穴道施加力氣，便可消除疲勞，此療法亦詳細說明。

本書所介紹的雙極療術，為了消除腰、肩、腳的疲勞及疼痛，將詳細說明身體前面三十七處和背面三十二處生死穴道中至少應該知道的十四處。也許有人認為「只知這十四個穴道就夠了嗎？」但只要是對神經穴道有一點常識的人都知道，全身的穴道有六百個以上，治療一個症狀時只須用幾個穴道，並不是用的愈多愈好。如使用太多穴道，反而讓人覺得穴道治療很困難，而使效果大打折扣。

由於刺激穴道的數目少，一般人都很容易學會雙極療法。比較容易記住全部的位置，治療時亦不會迷惑該刺激那裏。

只要能學會這有驚人效率的雙極療術，不僅有益自己健康，亦可幫助別人。它的使用對象不限於小學生或老年人，對任何人都有效。發生緊急狀況時，不論在家裏還是工作地點，亦能馬上使用雙極療術作緊急處置。所以，為了維護一家人的健康，家庭主婦更應該學。

雙極療術的生死穴道中有許多穴道的名字很難記，有些人會因此而放棄學習此療法。其實，名稱並不是很重要，並沒有一定要正確記得名稱。

重要的不是生死穴道的名稱，而是它的位置。假使知道的位置不正確，再好的雙極療法也不會有好的效果。所以，應先知道生死穴道的大概位置，再用拇指按此處，如感到刺痛則為正確位置。

生死穴道並不是「去找」而是去「試探」

雙極療法和神經穴道治療法相較之下，前者所使用的生死穴道非常少。但正確的抓到穴道位置仍是很重要的。本書為了讓初學者易於了解各穴道位置，於是用圖表示，但只是看圖學習，仍是無法知道生死穴道的正確位置。

實際上每個人生死穴道的位置都有相當的差異，用圖表示只是讓讀者知其大概的位置。我們這些專家只要用眼或拇指就可找到，但外行人則覺得很困難。接下來要說的就是初學者也能找到正確位置的方法。

前面已稍微提過，用拇指在要找的生死穴道附近按按看，如有刺痛感，則為生死穴道。如感到「很舒服」則為神經穴道。

第一次找生死穴道時，可先試試膝蓋旁的「上觸」穴。從三十八頁圖找出大概位置，再用拇指在這附近輕輕地按，如果不感到刺痛，則繼續在這附近一點一點的移動、輕按，一定能找到生死穴道。

像這樣用手指在身體各處試探、感覺是更確實的尋找方法。因此，穴道並不只是用「找」的，必須用拇指緊貼皮膚，一邊移動一邊找。前面為了讓初學者易於了解，所以說「找」生死穴道，實際上生死穴道並非「找」而是「試探」。

當某些部位的生死穴道自己不易「試探」時，可請家人幫忙。如治療腰痛的生死穴道在腰骨和尾骶骨連接線的中間，可請家人用拇指在這一帶試探，直到有痛的反應為止。

像這樣，有刺痛的反應即為生死穴道。但有時雖已按到生死穴道，卻沒有「痛」的反應。這是因為傳遞疼痛的神經已經麻痺的關係。有腦障礙、頸椎壓迫、腰椎壓迫的人，再怎麼按生死穴道也都不會痛。

因此當您覺得「沒有反應，很奇怪」時，去檢查神經系統，反而能發現這種缺陷。此時，用治療神經障礙的生死穴道治療法即可。因為身體的結構大致都有關聯，所以可以根據已知之病發現另一種病，然後全部予以治療。

常有人認為，肥胖的人很難找到生死穴道，其實並非如此。生死穴道的位置並不會因為胖而有所不同，也不會因為脂肪較多而不易收到刺激。即使是摔角選手和巨漢，只要正確按到生死穴道，他們仍會叫出「很痛」。因此，生死穴道療

治療腰、肩、腳的疼痛及疲勞的14個生死穴道

《表　體》

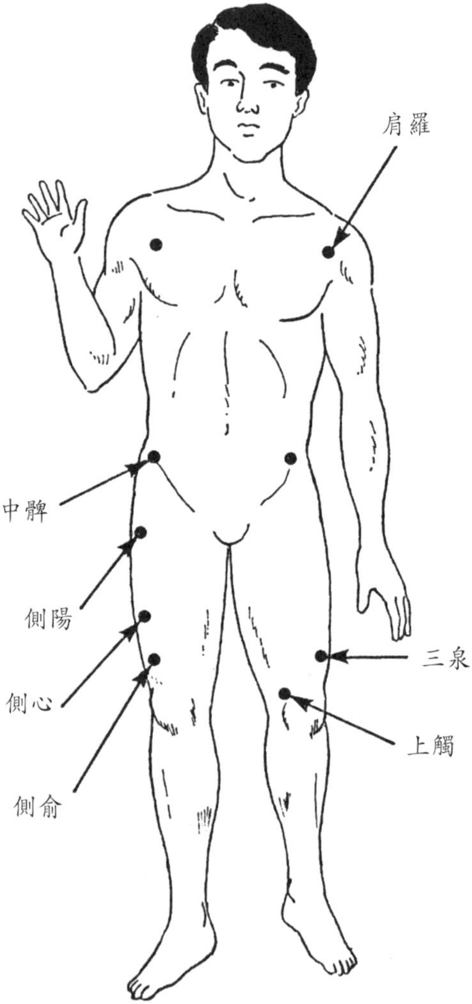

《裏　體》

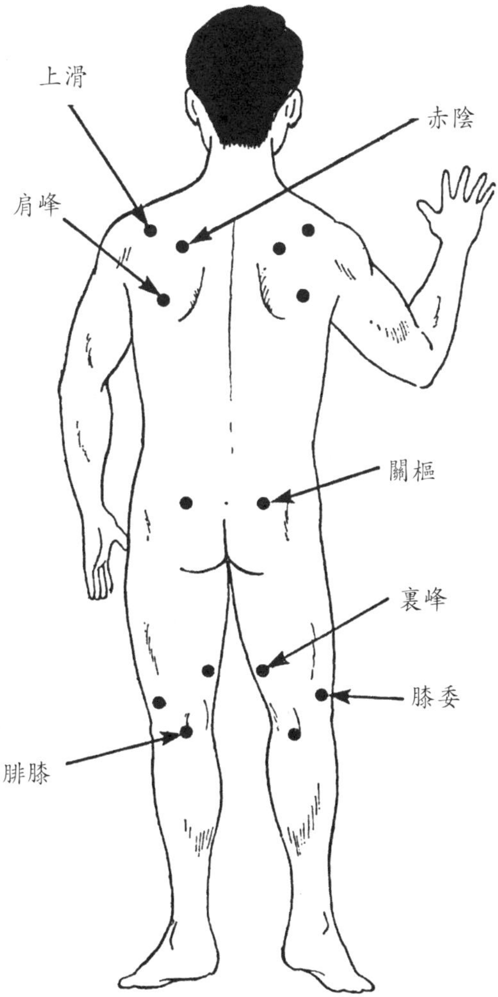

法對肥胖的人仍然有效。

生死穴道並非「按」而是「取」

知道生死穴道的位置後，其次為如何刺激。如前面所提到的，基本上是手指輕按，但不可太輕亦不可用力過度，接下來將作詳細的說明。

首先希望各位牢記心中的是，生死穴道並不是用「按」的，而是要「取」。「取」什麼呢？取掉造成疼痛原因的瘀血。關於瘀血，前面已經說過，是血液循環不良使廢物積存在血液中而造成。會引起疾病。

因此，如果腰部有許多瘀血，便會造成腰痛。若不設法除掉，即無法克服腰痛。所以我說生死穴道並不是按而是「取」，即是「除掉瘀血」之意。

其次是按法。並不是隨便按就可以了。角度也很重要。如果找到了正確的生死穴道位置，但按的角度不正確，就無法傳達正確的刺激，效果亦會減半。那麼該以什麼角度按呢？一般人都以為是直角，但嚴格說來，約七十度按下得到的效果最好。但也不能每次按每次量。所以，以比直角稍斜的角度按下即可。

大家都已知道生死穴道非「按」而是「取」。現在來說明用力的方法和手指的使用法。生死穴道並不是隨便用力按即可收到預期的效果。有時可能會有反效果。在正確位置用拇指輕按，即會感到刺痛。但其程度因人而異。有的人只覺苦悶，有的人會痛得跳起來，有些人則覺得很舒服。

痛得跳起來為最理想的情況。為達到這種用力程度，用「一、二、三」的節奏來按，效果最好。簡單地說，就是一、二用力，三叫「痛」，四取掉瘀血，手放開。按此節奏則生死穴道能傳達適當的刺激，而收到預期療效。

特別是腰痛，用這種有節奏的方法做，效果特別好。重複做時，腰部會發青，此為神經緩和及瘀血除掉的證據。

按的要領為不可突然用力而要慢慢用力

刺激生死穴道時，有竅門的按，可提高效果。

也就是並不是隨便用力按都可得到相同的效果。若長時間按在同一部位上，可能引起發炎，反而不好。

而且最好不要從開始到結束都用同樣強度的力量按，應逐漸加強力量。如前面所說，要有規律的按，一、二逐漸用力，三喊痛的方法最佳。

介紹到此，關於生死穴道的「取法」要領，大致都有基本概念了。當肩、腰、腳感到疲倦、疼痛時，依此要領來按生死穴道即可。

也許有人會問，當肩、腰、腳等部位感到疼痛時是不是能馬上按生死穴道。如閃腰時，能否立刻在痛處附近刺激生死穴道？

一般醫生在治療閃腰時，剛開始都不做什麼治療，只是要求病人保持安靜，等發炎情況較好時再做治療。最後才練習步行，慢慢恢復行動能力。這是西洋醫學的想法，也絕不是錯誤的治療法。

雙極療術有時也會採用這種方法。但若閃腰者的疼痛十分劇烈，安靜並不會使疼痛減輕，對患者來說，當然是愈快治療愈好。這種情況即可用生死穴道治療法。

常聽說有些人在腰部做穴道療法，反而使病情惡化。其實，那大多是發炎情況很嚴重時接受針灸按摩而造成的。

不宜在發炎情況嚴重的部位用針灸刺激，是大家皆應具備的常識，尤其是針灸師更不應犯此錯誤。

但生死穴道療法則無此限制，只要方法正確，不僅不會使發炎情況加重，還可減輕疼痛。當然，基本前提就是要按前述的要領來做。必須以適度的力量有節奏的按生死穴道。

手指是最好的醫療工具

最近由於西方藥物的副作用問題，使針灸、按摩、整體術這些東方醫學再度受到重視。因此電按摩器、按摩椅、踩腳用的青竹等各種器具大發利市。

但就我個人的看法，作雙極療術時，這些器具並沒多大的效用，雖然我有時也用電器按摩腰、肩等處，但基本上還是使用拇指壓迫生死穴道。

人類的手指之所以優於其他醫療工具，在於它有別的工具所沒有的溫暖、彈性，而且按力能自由調節。它能適當地傳達刺激，沒有異物感。因此，手指可說是最佳的醫療工具。

雙極療術的六種指療術

①拇指壓迫

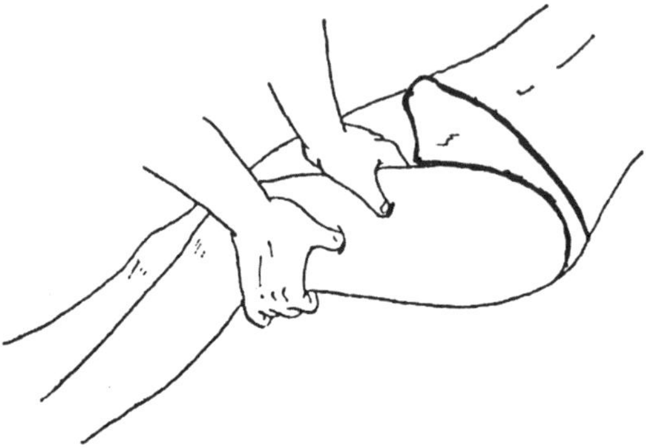

②三指壓迫

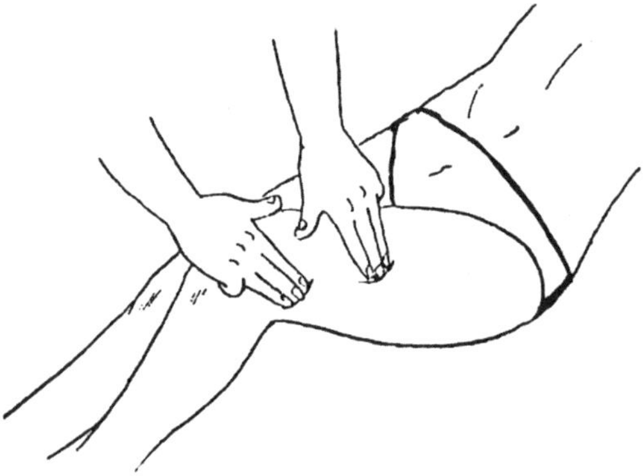

③掌底壓迫

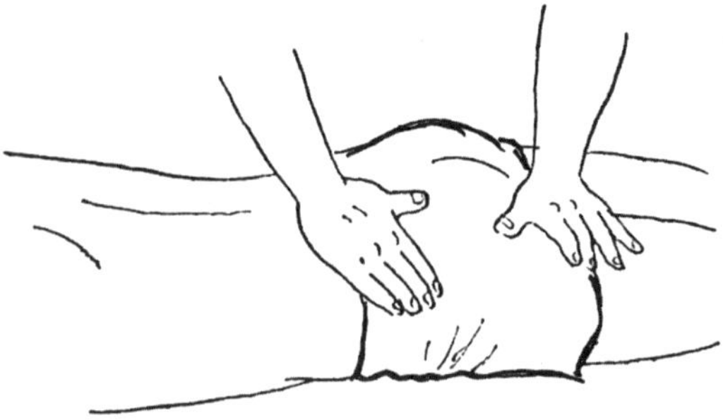

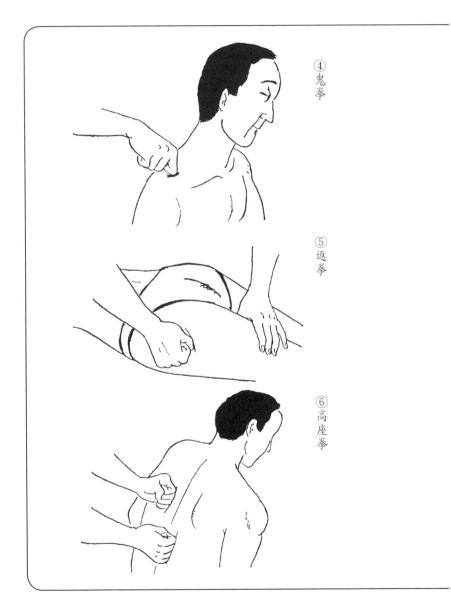

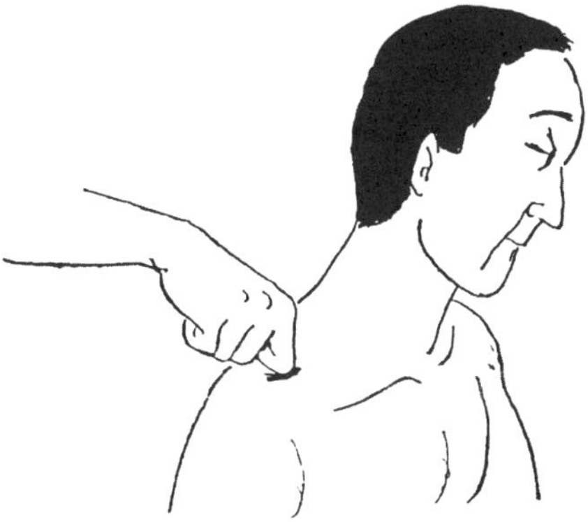

④鬼拳

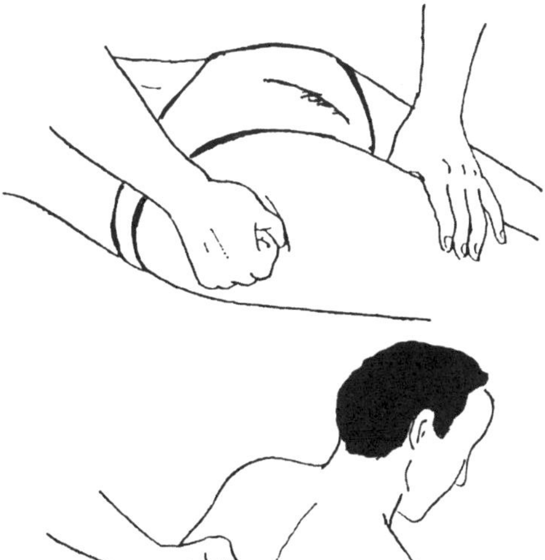

⑤返拳

⑥高座拳

使用雙極療法時，基本上只用拇指壓穴道，但若力氣較小，亦可加入其他手指、手掌。下面為大家簡單介紹六種「指療術」。

①拇指壓迫——使用拇指，兩手一起推。對所有的生死穴道皆有效。特別是七十度的刺激效果最好。

②三指壓迫——同時使用食指、中指、無名指。對於腰痛的治療效果最大。當腳、腰疼痛時亦可用此法自行治療。

③掌底壓迫——治療肩膀僵硬時，可用掌根刺激背骨兩側的棒狀筋。因為掌底壓迫法按的範圍大，較方便。而腰痛時在尾骶骨上使用此法的治療效果亦佳。

④鬼拳——握拳而後利用食指第二關節的突出部分壓迫穴道。力氣較小的婦女、孩童可用此法。

⑤返拳——握拳而後用拇指突出的關節壓迫穴道。當兩人作雙極療法時，刺激對方身體的背面較方便。

⑥高座拳——握拳時，利用拇指以外四指關節的突出部分壓迫穴道。適用於肌肉範圍較寬的部位，如背部。

我們可依各個生死穴道適用情況，選擇合宜的指療法，分別使用。使用機械工具則無法分得如此詳細。由此可知，人類的手指是多麼的寶貴。它可說是神賜給我們的最佳魔術道具。

手無法碰到的生死穴道該用何法刺激

由於現代生活的忙碌，大部分的人都生活在緊張壓力、焦慮不安中。在這種不良的環境下，現代病普遍發生在忙碌的人們身上，尤其是生意人。什麼是現代病呢？最常見的就是因緊張、壓力而引起的胃痛。

許多人為了預防現代病及維護自己的健康，而學習雙極療術。但雙極療術並不是任何部位都可自己使用。如肩胛骨附近的生死穴道即無法自己按壓。而腰部的生死穴道刺激法亦是由太太或孩子按較好。

例如週日在家休息時，忽然想整理書齋，但彎下腰揀書桌下的書時，一不小心就閃了腰，這是常有的事。此刻，不需急著找醫生，可先請太太幫忙刺激腰部的生死穴道，在約一平方公分的範圍內，依節奏按壓，不久，急痛即會減緩，可暫時應付一下。

也許有人認為這種方法太過草率，又懷疑在這一平方公分的範圍內按壓的效果。其實，腰、腳的生死穴道非「點」而是「面」，不需要神經質的去找穴道，只要能發現感到刺痛的地方即可。因此，任何人皆可輕易地試探到生死穴道。

心、腦附近的生死穴道則為點，而且此處有很多穴道，所以要想「取」得正確並不容易，對外行人來說更是十分困難，只能由專家來做。但腳、腰等處就很容易可試探到生死穴道。所以較沒經驗的人亦可做此治療法。

但是，一人獨居或單身出差在外的人，也可能發生閃腰的情況，此時身旁沒有別人可幫忙，只有靠自己了。

關於閃腰的治療法，第3節會詳細說明。現在先來說明閃腰後自救的辦法。

先在被子上放置兩個硬度剛好的高爾夫球，在上仰臥讓球正好碰到腰下的生死穴道。然後慢慢地移動身體加以刺激。如此一來，即使單獨一人時閃腰，亦可藉此法得到充分的療效。

但必須注意的是，不可使球貼在患部的時間過長，以免引起皮下出血。因為一人做時，往往有時間過長的傾向，所以要提醒自己早點結束。或者把時間分段，耐心的繼續做，也可增進效果。

使用道具所做的緊急處置，除上述方法外，亦可用枕頭或揉成一團的毛巾代替高爾夫球，也會有相當程度的效果，但以高爾夫球的效果最好。

取別人的生死穴道時須讓對方的肌肉放鬆

前面所說的是自己做雙極療法時，生死穴道的試探法。但因為此療法的效果極好，所以不僅為自己亦可為家人做。當為別人做時，由於是別人的身體，而且對方可能因為疼痛而全身緊張，所以一時無法順利找到生死穴道。

例如，做此種治療的人，剛開始都較為緊張。這時不妨先和他們輕鬆的說說話，並要他們深呼吸，來逐漸緩和緊張的情緒，肌肉便會慢慢的放鬆而有助於找到穴道。

「疼痛」雖然是生死穴道的特徵，但並非從開始到結束都會痛。若有這種情形，則病人不會有消除疲勞或輕鬆的感覺。因此做生死穴道治療時，可在中間休息的空檔做些神經穴道療法或按摩肌肉。如「安慰」或「哄」對方，使病人感到較為舒適，接下來的生死穴道療法亦會進行得較為順利。

進行治療時，須不停地和病人說些讓他放輕鬆的話，如「有點痛，請忍耐一下」、「已經快不痛了」或「還痛嗎？」如此可使患者感到你的細心體貼而逐漸安心，不再那麼緊張、恐懼。

很奇妙地，當他們的精神安定下來後，臟器會逐漸回到原來的正確位置。例如胃，就會因為精神狀態的不同而有明顯的變化。緊張時則收縮，輕鬆時則回復原狀。此時，不須用X光看，用觸診即可明顯地察覺。

其次，常有人問，做雙極療法時究竟是穿衣服好，還是不穿好？可能有很多人認為，隔著衣服比較不易找到穴道，而且脫下衣服後，用手指直接碰觸皮膚，刺激效果應會更大。

但實際上，雙極療法並不是把藥物塗在皮膚上，所以沒有脫衣服的必要。而且第一次做此療法的人，往往不太會控制手指的力量，常會用力過度，有引起內出血的危險。因此最理想的狀態為穿一件薄襯衫。

不直接接觸身體，刺激生死穴道的「壓體法」

雙極療術除了用手直接按生死穴道的刺激法外，亦有不用手指即能刺激生死穴道的「壓體法」。這是一種如同體操的方法，只要活動身體就能把適度的壓力加在生死穴道上。

「壓體法」和用道具幫忙刺激生死穴道有相同的效果，亦可單獨做。而且雖類似體操，但並不激烈，即使是老年人也可輕鬆地做。因此可算是最方便、最普遍之法。

但是，壓體法和直接用手指按生死穴道比起來，前者的刺激較柔和。所以使用「壓體法」的著眼點在於預防疼痛而非去掉疼痛。它有時亦兼作復原的工作。如慢性五十肩及閃腰等，先做雙極療術解除痛苦，而後再做壓體法幫助復原。

曾有慢性五十肩的患者說，四個月前肩膀提不起來，於是先找醫生診斷，也服用幾種藥物，可是沒什麼效果，後來他想按摩也許有效，所以又接受按摩治療，可是反而使症狀更惡化了。

這是必然的，按摩已經發炎的肌肉當然只會加速惡化。不論是肩痛還是腰痛等症狀，一旦慢性化就不易治好。因此初期的治療很重要。例如五十肩，剛開始的症狀為何無法使用牙刷，手臂無法抬得比肩膀高。此時，只要接受正確的治療，應能消除疼痛。

前面那人的症狀可算是很嚴重了，肩部積存著熱，手提不起來，連茶杯都無法拿。用專門術語來說是仰角神經壓迫症，屬於重症類。所以治療時用生死穴道、神經穴道療法除去瘀血。

此人只治一次後。第二天，四個月不能動的手可以移動，也可拿杯子了。之後再讓他做壓體法幫助復健。一、二週後便完全康復了。

由此可知，即使是長年的慢性症狀，雙極療法亦能發揮極大的效用。只要治療幾次即可完全治好。但為預防再發，配合做壓體法，效果更佳。

使用雙極療術時應注意下列三種狀況

由前面的例子可明顯看出雙極療術是極佳的治療法。但假使做法錯誤，效果會減半，甚至有反效果。因此，在這提出三種應注意的狀況：

①用力不可過度

關於按法，約七十度按下最好。但用力的方法，除了應用「一、二、三」的節奏逐漸加強力量外，還要根據年齡、體力的不同改善力量。

例如，對老年人只要用對二十～五十歲者「三分之一的力量」即可。對特別瘦或雖胖但肌肉鬆弛的老年人，則還要減輕力量。若用和年輕人一樣的力量，對老年人來說太痛了。所以要調整力度。

至於小孩，則用年輕人的「二分之一的力量」按。此外還須注意，不可直接按生死穴道。要先揉其他部位，再慢慢移向生死穴道。若直接按此穴道，不但很痛而且小孩會感到恐懼。

另外應注意的是，未滿五歲的小孩不可用生死穴道治療法。

②若第三天後還是無效，就要找醫生

這是很重要的一點。因為有時疼痛的原因很難找到，也可能有判斷錯誤的情形，若因此而延誤治療可能使病痛加重。例如，因腰痛找醫生治療的人，要先判斷他的疼痛是什麼原因引起的。以肌肉來說，肌肉和神經有相當密切的關係，摸到發炎的地方一定會有痛的反應。以骨頭來說，如有脫臼情況，用手觸診即知。但也有許多診斷不出原因的病例。

若有這種情況，先問患者有沒有照X光，如果照過，便依照片顯示情況來治療。

因此，即使經驗豐富也有許多無法用觸診發現的疾病。所以如果過了三天後，治療結果仍不理想，就應該和內科醫生商量，或許藉著X光或血液檢查就能發現病痛的原因。

③不可使用尖頭的器具刺激生死穴道神經穴道

許多人都有個錯覺，認為穴道是很小的一點，若使用穴道療法，用尖的東西刺激，效果應更好。但以內行人的眼光來看，使用尖細的牙籤或筆頭刺激生死穴道、神經穴道是絕不允許的。不但不會增強效果反而會有反效果。

生死穴道、神經穴道是人體的重要部位，如果以尖頭器具刺激，可能會引起許多意想不到的障礙，如排尿障礙、步行障礙等。

3 雙極療術消除腰部疼痛及疲勞

立刻消除頑強的慢性腰痛

常有人說，現代人注定要受腰痛的折磨。一方面是因為現代生活的形式很容易引起腰痛，另一方面，對於腰痛幾乎沒有立刻止痛或根除的治療法。

人們總是經年累月的和腰痛長期抗戰。所以，有很多長期慢性腰痛的人，認為腰痛是一種無法避免亦無法消除的疼痛。一旦被它纏上，就注定得展開長期的艱苦奮鬥。

但是，如果使用雙極療術治療，一切問題都可迎刃而解，任何方法都治不好的腰痛，不再是無法解決的惡疾。

不過，不同原因產生的腰痛，治療方法亦多少有些不同。這節將說明一般常見腰痛的治療方法，在說明之前，先來談談關於腰痛的一些基本常識。

造成腰痛的原因很多。有的是因為長期的站立、坐姿使肌肉的負擔加重而引發。也有的是由於緊張、壓力而引起的。再加上最近人們熱衷運動，想藉此維護健康。因此又多了許多因為運動傷害而造成的腰痛患者。

例如，打網球時殺球太用力引起的腰痛，是最常聽到的例子。

腰痛的原因雖然很多，但大致可分為下面幾項。

①以椎間盤赫尼亞為代表的椎間盤障礙所引起。這是扭轉腰部或提重物時突發的劇痛，使腰部不能動，逐漸形成的慢性腰痛。腰部會不斷的發生鈍痛。

②由於變形性脊椎症、變形性椎間關節症等老化所引起的腰痛。這是五十歲以上常見的腰部疾病。有腰脹、腰部容易疲勞的症狀。

③早上剛睡醒起床時的轉換動作不良而引起的腰痛。

④中年人常見的肌膜症所引起的腰痛。通常早上起床時會發生腰痛的現象。

⑤挑重物或做不習慣的工作，使腰部肌肉疲勞而引起腰痛。

⑥腎膿瘍、腎結石或腎機能衰退所引起的腰痛。

⑦子宮肌腫、卵管炎、子宮外孕等婦科病引起的腰痛。

歸納上述各點，可將腰痛的原因分為三大要點。即為肌肉疲勞、臟器疾病和精神壓力。

若為內臟器官引起的腰痛，應先把病因治好，腰痛自然會消失。而肌肉疲勞造成的腰痛，常是進步的社會文明帶來的。在這種社會裏，往往人們很少使用肌肉，變成「懶惰的人」，因為許多事情都有機器代勞，使我們的肌肉減少了活動的機會。

施行外科手術切掉椎間盤赫尼亞亦可治療腰痛。但是，這種切除患部的方法，雖然能消除疼痛，卻必須承擔另一種危險。如同前面曾提過的，手術時有切斷神經的危險。

事實上，也曾經有人動這種手術時神經被切斷，引起其他部分的障礙。因此，最好還是避免用這種治療方法。

總之，自己最清楚自己的腰痛狀況，如想治療，最好不要依靠別人，靠自己最好。

要做雙極療術時，有沒有這種決心會影響採用的方法，因而治療的效果也不同。如果認真的做，應能得到不錯的效果，如果馬馬虎虎的做，可能連最基本的效果也沒有。

正確的找出腰痛原因，治療效果才會增加

各種腰痛中，最常見的就是「閃腰」，不論是十幾歲的青少年還是四十幾歲的中年人，都有閃腰的可能。但不管是何種腰痛，都有很多人誤解是骨頭脫節或關節異常所引起的。

雖然，有些人先天上骨頭就沒有對好。不過，如果骨頭脫節，根本就無法走路。所以，造成腰痛的大部分原因，不在骨頭而在肌肉。

作急促的動作時，如突然把東西提高。支撐腰部的肌肉會受到刺激而發炎，於是產生激烈的疼痛，不能站立亦不能走路，此即為閃腰的症狀。非由骨頭痛引起的，而是「肌肉痛」引起的。

說得更詳細點，骨頭是由肌肉及脂肪包圍著，通常在安定的位置中，可是如果骨頭遭受過大的壓力，和腰部韌帶相連的腰部肌肉會連帶受到刺激而壓迫神

經。

此時，當然會有急痛，腰部亦不能自由行動了。另一方面，因為肌肉痛，支撐肌肉的骨頭失去安定感，所以嚴重者甚至無法步行。這才是閃腰的真正原因。

從X光更可明顯的看出，閃腰後的骨頭並沒有特異的變化，由此可知閃腰並非由骨頭脫節造成的。

雙極療術是以穴道療法治療閃腰。在肌肉不聽使喚時，刺激相關的穴道，使血液暢通，促進發炎肌肉的復原，也就是刺激在韌帶上的生死穴道。通常大部分的閃腰都能完全治好。

內科上有異常症狀或骨頭異常的人，則不適用雙極療術。最重要的是，使用前一定要了解自身的狀況及腰痛的真正原因。

如果不治療腰痛，將有下列狀況：

①腰部不聽使喚，亦會影響夫妻生活。

②腰痛有時亦是內臟器官疾病的訊號，若不治療，會加速疾病的惡化。

③為了庇護腰，會增加腳的負擔，連膝蓋也會痛。

④腰痛會影響胃的健康，有時可能引起胃潰瘍。
⑤有些人因而減輕腰力的使用，引起股關節脫臼。

消除腰痛、疲勞的生死穴道找法

腰痛的大部分原因是肌肉痛。這是由於突然加在腰上的不自然力量，增加了腰部肌肉的負擔而引起。

施行雙極療術治療時亦應記住這點——不是骨頭痛而是肌肉痛。如此就比較容易找到生死穴道。

有許多人，不知道腰痛的原因就盲目的跑去找醫生，結果仍不能治癒。實際上，正如前面提過的，靠自己比靠別人好。如果你沒有想要治好的強烈意念，即使不間斷的接受治療，也不容易治好。

這種「靠自己治療」的想法，和雙極療術的宗旨不謀而合。現在要談的是治療腰痛的五種生死穴道。和以後要講的消除腰、肩、腳酸痛的生死穴道不同。消除腰痛的生死穴道的最大特徵，即在於它和腰痛的位置有段距離。

消除腰部疼痛、疲勞的五大生死穴道

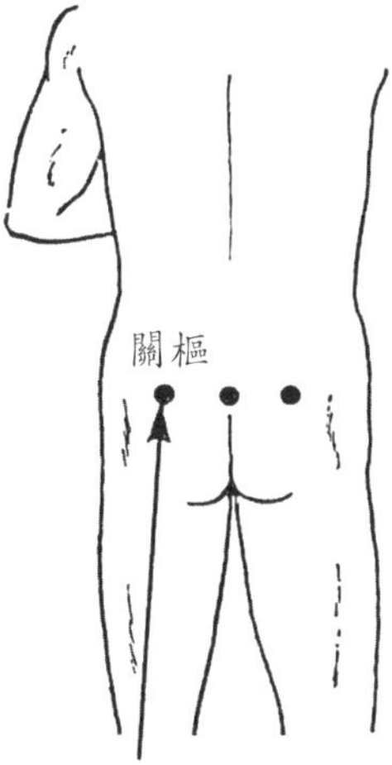

對於治療腰部神經
痛有效的關樞。

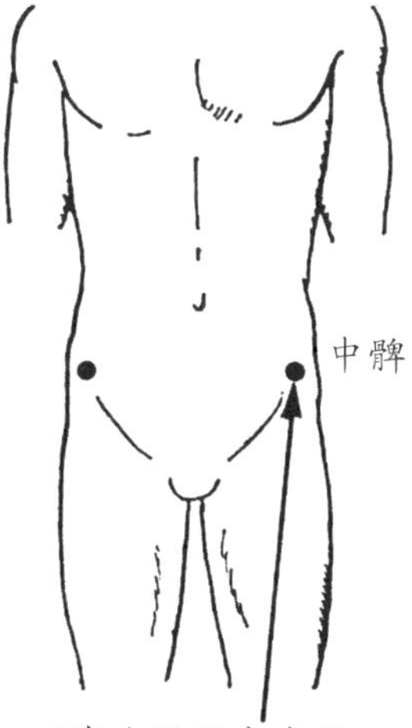

可消除閃腰疼痛的
中髀。

治療慢性腰痛極
為有效的側陽、
側心、側俞。

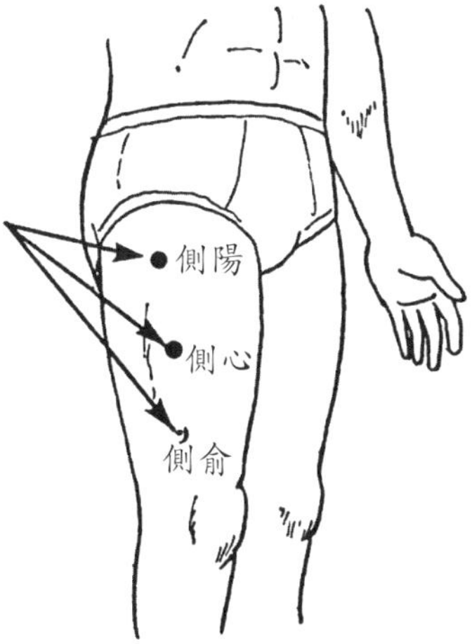

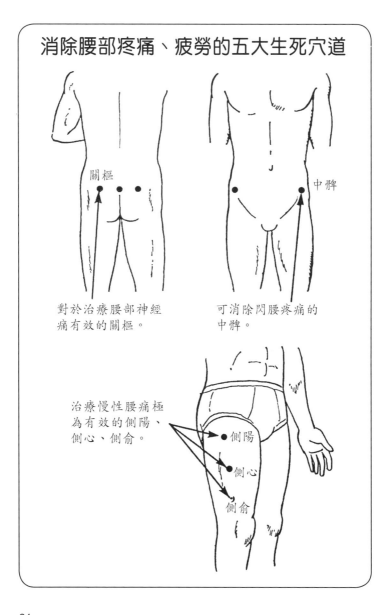

如六十一頁的圖所示。其中除了關樞以外，其他四個生死穴道，即使坐在椅子上，自己也能找到，並可做生死穴道療法。

消除腰痛、疲勞的五大生死穴道……①關樞

關樞是五大生死穴道中最重要的穴道，能夠促進腰部到腳部的血液循環。它和人的生死關係極為密切，如同進入柩（死亡）的關頭，所以稱之為「關樞」。若在此用行者拳進攻，會引起神經麻痺不能走路的後果，由此可知它的重要性。

關樞的位置大約在尾骶骨和腰骨的連接線中間。雖說是腰，但更接近臀部。因此，它是消除腰、肩、腳疼痛的一切生死穴道中最有肉的地方。

它對閃腰的治療效果最好。若按此處，從韌帶到腳尖都會受到刺激。在尾骶骨稍上方，有一個集中無數神經的穴道，叫做「骶骨」。施行雙極療術時，同時按關樞和骶骨，治療效果更大。

有很多接受關樞治療的人，會有膝蓋向上彎，整個身體後仰的反應。

關樞

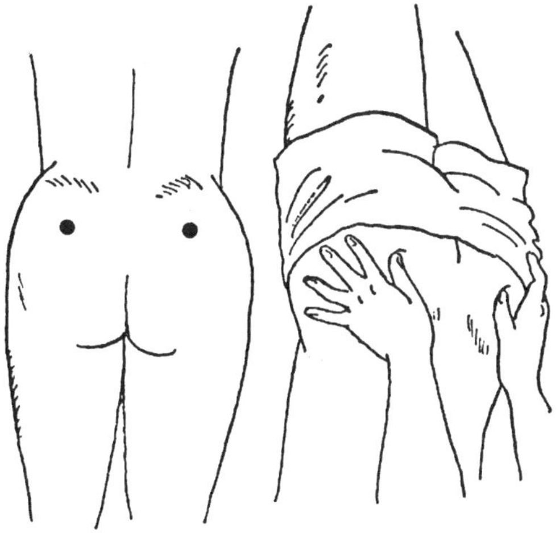

事實上，任何人初次被摸到關樞時，都會感到很痛。

不過，只要說明「就是痛，才有效」及關樞的由來，患者就會比較放心了。

關樞是消除腰痛的五大生死穴道中，最不易由自己做的穴道治療。如果坐著，則肌肉無法放鬆，不易找到穴道。如果俯臥又不易用力。

最好的辦法是請別人幫忙。如果不得已，必須自己做時，可仰臥，把拳頭放在腰下或拿兩個高爾夫球般硬的東西放在關樞下方。

消除腰痛、疲勞的五大生死穴道……②中髀

中髀，通常是消除腰部各種疼痛的最後一道治療手續。主要是針對慢性腰痛使用。它亦是腰骨中促進性感的生死穴道。

若同時用手指按左右的中髀，整個腰部會不斷地感到痛。大部分的人都認為這種痛是五個生死穴道中最痛的。

從它的位置亦可看出，它和其他四個生死穴道不同，能夠刺激和生殖器有關的神經。

所以，有些人刺激中髀後，除了疼痛還有性器被促進快感的感覺。

自己做中髀治療時，常會因為怕痛而減輕力量。所以最好請別人幫忙，效果較好。

中髀的位置在腰骨突出的地方，也就是身體內側往表側移動兩個手指頭寬的距離，此處肉比較少，是最容易找到的生死穴道。

不過只要受到一點刺激，就疼得很厲害，最好不要太用力按。

中髀

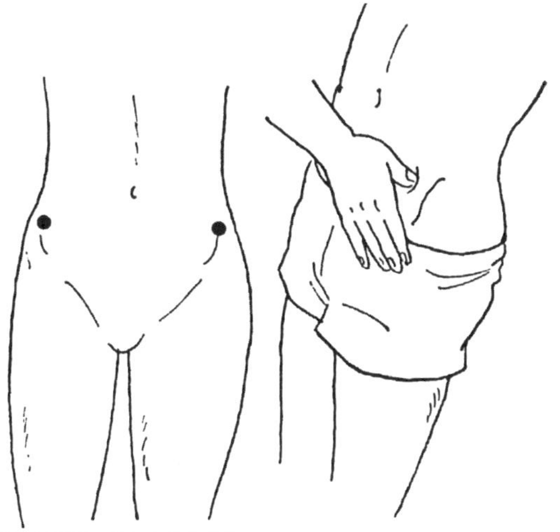

因此，我幫別人做中髀治療時，一定會說「有點痛，不過很快就好了，忍耐一下」，來消除病人的恐懼。

如果事先沒說什麼，直接刺激患者的中髀，一般人都會把腰向上提起，因為太痛而對之後的雙極療術感到害怕。

恐懼會使患者的身體僵硬，治療效果也降低。

所以，沒有必要太用力使病人太痛，適當用一點力就夠了。

消除腰痛、疲勞的五大生死穴道……③側陽

側陽的位置在腰骨尖端和膝蓋外側連接的大腿肌肉上，距離腰骨三分之一處往上移兩個手指寬的距離。

此點即為生死穴道──側陽。

從腰部到膝蓋外側的大腿肌肉上，除了側陽，還有側心、側俞兩個生死穴道。不過，這三個穴道中，以側陽受到刺激的疼痛感最輕。

刺激側陽時，注意一定要躺下或坐著，不可站著。如果站著，腳部肌肉會僵硬，使療效減半。躺下或坐下則可使肌肉充分放鬆，確實刺激到側陽，增加治療效果。

如果找不到側陽、側心、側俞這三個穴道，可穿上長褲，藉著長褲的接縫線尋找。因為接縫線和這三個穴道的連接線幾乎一致。

若直接在肌膚表面找側陽穴道，可依「腰骨和膝蓋外側的連接線，由上算起三分之一處」的原則尋找。

側 陽

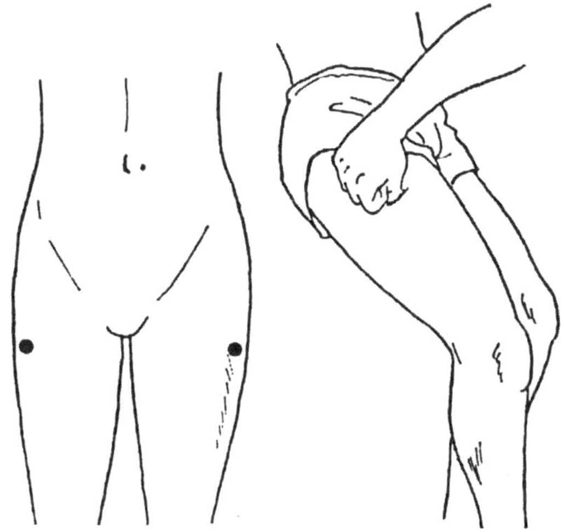

也許有人覺得奇怪，消除腰痛為什麼會利用到大腿外側的生死穴道？

其實，其他穴道療法也一樣，消除疼痛的穴道，不一定在疼痛的地方。

前面說過，人體全身都佈滿了神經，所以，在大腿外側的側陽穴道發出的刺激，也能經由神經系統傳到腰部，促進腰部的血液循環。

雙極療術的生死穴道療法，其最大特色即在於生死穴道不一定在痛處的周邊，可能相隔一段距離，但只要一受到刺激就能得到相當的療效。

消除腰痛、疲勞的五大生死穴道……④側心

側心位於大腿外側三個生死穴道的中心位置，是這三個穴道中最重要也最痛的部位。

在側陽和膝蓋中間往上移兩個手指寬的距離，即可找到側心。在這三點中先各壓一次側陽、側俞，再壓兩次側心，對腰痛的療效非常好。

側心通過腳「側」肌肉的「心」，位於三點的中心，方便易找。如果沒有時間做側陽、側俞的穴道療法，只刺激側心亦可。

和側陽、側俞相較之下，由於在中間的位置，肌肉較鬆，收到的刺激最強，所以效果最好。但如果長期刺激側心，可能使腰部無力而無法站立。因此，刺激的時間不可太長，五分鐘即該結束。

一手刺激集中神經穴道的骶骨，另一手刺激側心，對於神經性或原因不明的腰痛能發揮很大的療效。尤其是同時刺激左右兩腳的側心時，效果更佳。

在公司裏整日伏案工作的人，可利用較空閒的時間，稍微伸展雙腳，利用空

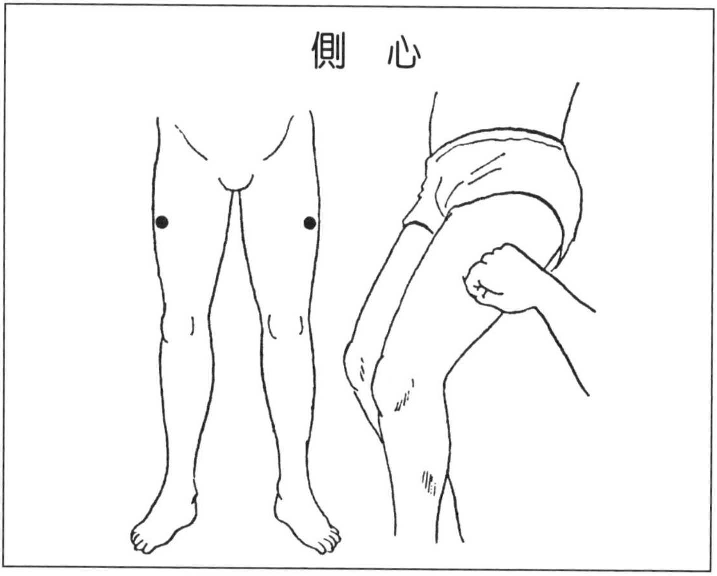

著的手刺激側心，並在骶骨的位置，相當於椅子的後方，放置高爾夫球或球棒。

雖然在工作中做雙極療術，別人也不會注意。

刺激側心時，和側陽一樣，不要站著做，最好仰臥或坐著，以免肌肉太緊張，刺激效果減半。

但因側心的位置在中間，肌肉較鬆，所以不必一定得躺下，坐著刺激的效果也不錯。

如果怕自己做側心穴道療法時，力度控制不理想，可請別人幫忙，很快就可消除神經性腰痛。

消除腰痛、疲勞的五大生死穴道……⑤側俞

前些日子，有個腰痛一直治不好的人來找我。我按側陽↓側心的順序刺激他的生死穴道。

到了最後一個步驟，刺激側俞時，他說「啊！醫生，我的膝蓋沒有問題」。我不知道他是什麼意思，問他，他說：「以前曾讀過有關穴道的書，上面寫著消除膝蓋疼痛的穴道在側俞。」

事實上，現在我所說的生死穴道，任何書上都不會談到。

可能因為側俞的位置接近膝蓋，所以他把書中介紹的膝蓋的神經穴道位置搞錯，自己治療時偶然按到側俞把膝蓋痛治好了。

也有些人懷疑，側俞在膝蓋外側上方，側心大約在大腿外側的中間，離腰部都有段距離，刺激側俞、側心真的能消除腰痛嗎？

以前曾經提過，雙極療術的生死穴道療法其最大特徵就是，治療的穴道並不一定在痛處附近。所以，側俞、側心和側陽一樣，仍能對腰痛發揮極大的治療效

側俞

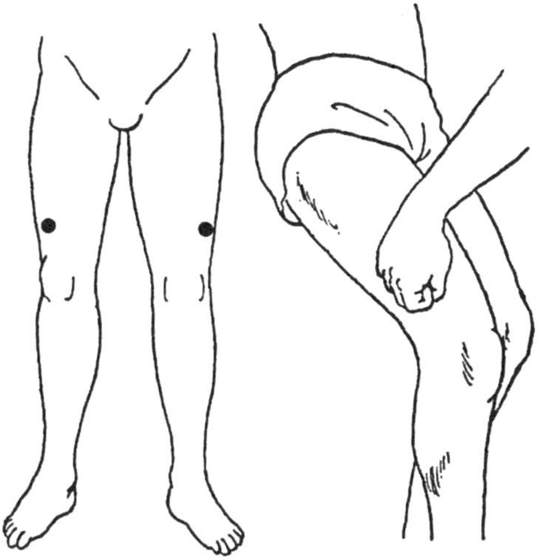

果。

通常是依側陽↓側心↓側俞的順序做生死穴道療法，側俞除了有治療腰痛的效果，亦兼具讓血液盡快流回上方的生死穴道作用。

生死穴道並不是對什麼地方的腰痛特別有效。但是，是治療腰痛相當重要的穴道。

如果沒什麼時間做完整治療時，可刺激側俞較有效。

用雙極療術治療閃腰

提起地上的重物時，突然發生急痛，很快的從腰部擴散到全身，一瞬間，似乎喘不過氣來，這是最常見的閃腰發生情形。從體力充沛的運動選手到運動不足的都市人，都可能發生。和體力無關，任何人都可能閃腰。

情況嚴重者，不但無法走路，連翻身也覺得困難。

若找醫生治療，通常也沒多大的幫助。他們大多在你的腳上加些重量做「牽引」治療，或讓你服用鎮痛劑。

最後只有一句話，「回家後，以你自己認為最舒服的姿勢，安靜的躺下休息兩、三天就好了」。

但是，對於忙碌的現代人來說，並不是那麼簡單就可休息，也不是休息兩、三天就一定會好。而且安靜休息時，大多也有某種程度的疼痛，所以在家忍耐疼痛可說是時間的浪費。

大多數閃腰，不只一星期，嚴重時持續幾個月後，腰部仍有劇烈的疼痛，可說是相當可怕的病。而且若沒好好治療，絕對無法完全治好，所以一定要用確實有效的方法治療。

此時，想早點治好恢復正常生活的人，可試試雙極療術，如果順利的話，應能在三十分鐘內消除疼痛，像平常一樣走路。

現在來說明閃腰的治療法：

首先讓患者俯臥，用掌底（手掌肉厚部分）壓迫佈滿神經穴道的骶骨。如果太用力按會很痛，所以斟酌用力。此外，手掌應左右轉動慢慢地壓迫骶骨。

一手壓迫骶骨的同時，用另一手的拇指腹交替壓迫左右關樞穴道。一段時間後，停止壓迫骶骨，用兩手拇指同時壓左右關樞。

到了某種程度後，再度壓迫骶骨，同時用鬼拳（握拳後食指的第二關節）壓迫側陽、側心、側俞等生死穴道。全部做完後，不壓迫骶骨了，壓迫大腿肌肉中的「內裏」神經穴道，再用鬼拳壓迫側陽、側心、側俞三個生死穴道。

最後，讓患者仰臥，用兩手的拇指從上面壓中髀。通常一般人此時會痛得跳起來。但症狀嚴重者按以上方法做，約三十分鐘腰就會變得很舒服。

消除閃腰疼痛的雙極療術要點

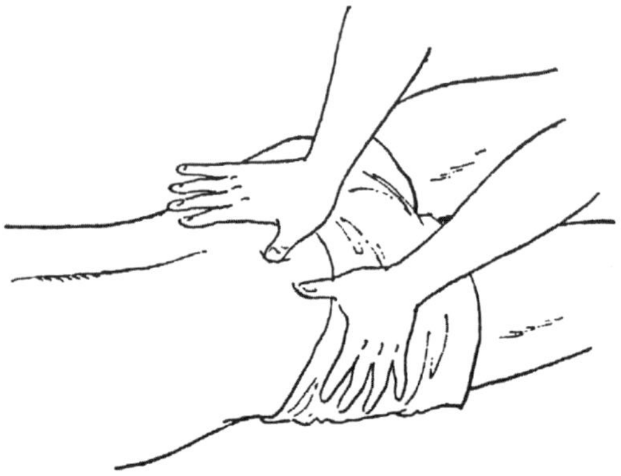

①一手壓迫骶骨，另一手刺激左右關樞和中髀。

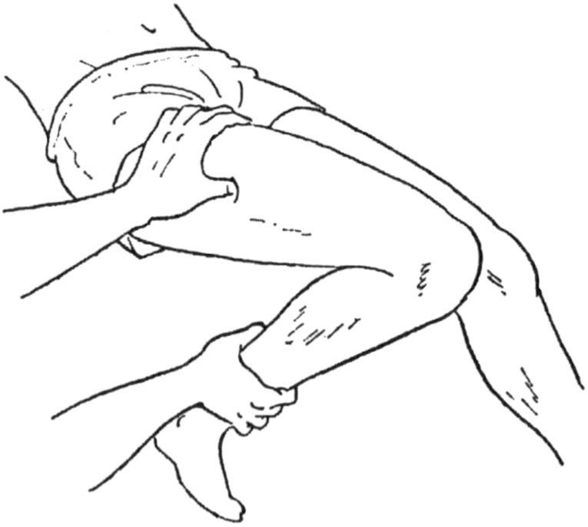

②刺激側陽、側心、側俞時，膝蓋一定要彎曲。

據說，一旦閃腰，再發的可能性很大。所以曾經閃腰過的人，為預防再發，應注意平常的動作，不過，如果在家或工作單位有會做雙極療術的人更好。

連翻身都覺得痛苦的患者，由別人做雙極療術，效果較好。

用雙極療術治療頑固的慢性腰痛

從四條腿變成二條腿站立的人類，上半身的體重概由腰部承受，所以很容易引起腰痛，人們也多持有宿命的論點，認為這是無法避免的。

各種腰痛的病例中，閃腰等慢性腰痛比急性多。而最近不但有中、老年人所謂的「四十腰」，這種由老化現象引起的腰痛。也有許多二十、三十多歲的年輕人，有慢性腰痛的現象。

慢性腰痛的原因很多，除了閃腰、椎間盤赫尼亞沒有完全治好外，長期開車的司機、經常彎腰照顧幼兒的褓姆，這些在職業上腰部有負擔的人，多數亦有慢性腰痛的煩惱。

但是下面所說的這種情況更普遍。學生時代常溜冰、打網球等做適度的運動。但步入社會後，整天忙著工作，運動量非常少，不知不覺中腹肌力、背肌力減弱，腰部的負擔相對的增加，等到發現時已有腰痛的煩惱了。

除了運動不足外，也有許多由內臟疾病引起的腰痛患者。若從腰到背部都會疼痛，則大多是腸胃不好引起的。

有許多人，早餐、中餐都沒吃什麼，晚餐時卻大吃一頓，每天一家接一家的喝酒、猛抽菸，稍微有點不舒服就吃藥。每天重複這種生活，不搞壞腸胃才怪。胃腸的不健康會造成腰部至背部的疼痛。胰臟、肝臟的不健康則會引起背部的劇烈疼痛。

腰痛一旦慢性化，它所帶來的疼痛會逐漸變成一種精神壓力，而開始惡性循環。許多被慢性腰痛折磨了十幾、二十幾年的人，因而灰心的說「慢性腰痛一生也治不好」，於是放棄治療。

但是，如果使用雙極療術，這種頑固的慢性腰痛可完全消除。不過，內臟疾病引起的慢性腰痛，除了使用雙極療術外，還要配合做根本的治療，改善飲食習慣或和醫生合作把內臟的毛病治好。

消除慢性腰痛的雙極療術要點

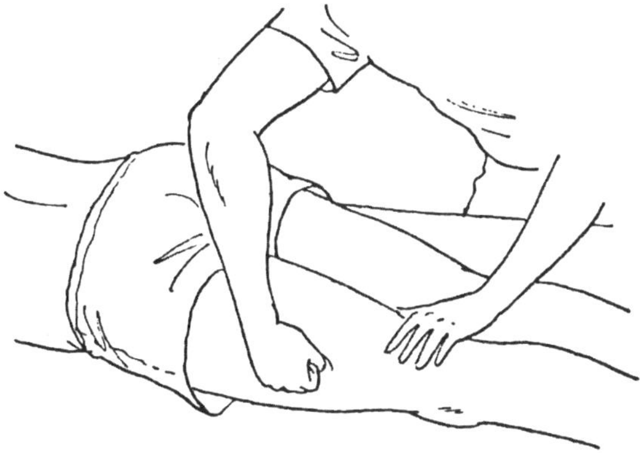

①側陽、側心、側俞須用力一點壓迫。

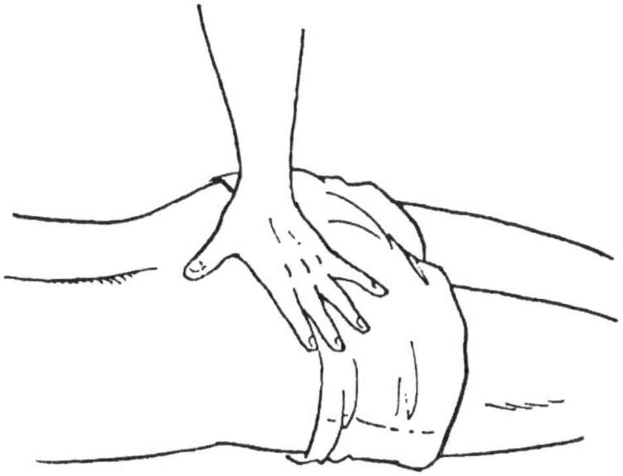

②刺激骶骨時，比對急性腰痛者更仔細，更花時間。

前面曾提過自己能做的治療慢性腰痛的雙極療術，現在再略述一次。

仰臥，把用手放在骶骨下，用體重壓迫，然後俯臥，用兩手拇指壓迫關樞或仰臥將高爾夫球放在關樞穴道下亦可。

接著再用右手掌壓迫骶骨並慢慢轉動，用右手拇指腹或握拳的關節按側陽、側心、側俞順序壓迫，此時應用第[2]節所說的要領，「一、二慢慢用力」、「三」喊痛、「四」放開。

然後用兩手拇指稍用力按中髀，最後花點時間刺激骶骨，因其部位在背面，自己做較不方便，可請別人幫忙。

頑固的慢性腰痛，只要連續做一星期的雙極療術就可完全治好。因長期腰痛造成的精神壓力也可解除。

用雙極療術治療椎間盤赫尼亞

赫尼亞（Hernia），指整個器官或器官的一部分經由體腔的缺損而突出到另一個腔室。

椎間盤赫尼亞是各種腰痛中最有名、病患最多的一種。患者背部的關節之間有一種叫做髓核的柔軟成分，它是從附近的纖維網裂縫跑出來的。像這樣引起的腰痛即稱為椎間盤赫尼亞。

這種腰痛和閃腰很像，腰一動就會痛，咳嗽、打噴嚏也會影響患部。但椎間盤赫尼亞有個特徵，上半身前彎會產生劇痛。一般腰痛則不會。

最近椎間盤赫尼亞的患者似乎特別多，雖然有很多原因，不過據說，有些人是因為打網球時殺球太用力而引起。

一般說來，平時即常鍛鍊腹肌、背肌者，殺球應不致造成太大的傷害，但若平時即缺乏運動，偶爾才拿一次球拍者，對於殺球瞬間的腰部產生的極大負擔，自然承受不了，於是便開始腰痛了。

另有些人，因為平時很少走路，下半身弱體化，再加上體重增加，於是支撐上半身的腰部負擔加大，逐漸形成了椎間盤赫尼亞。

一般醫生對於椎間盤赫尼亞造成的腰痛和閃腰療法一樣。總是說安靜第一，或給患者一些鎮痛劑、肌肉弛緩劑止痛。從疼痛發作到解除都只能靜靜等待。

有時，醫生也會採用「牽引療法」，在患者的腳上掛了七、八公斤的重物。但這並不是為了拉肌肉或擴張椎間腔，而只是為了保持患者的安靜。總之，西方醫學除了施行外科手術外，只能讓患者安靜休養，沒什麼其他有效的積極治療。

若病患痛得十分厲害時，有時醫生亦會開刀，將突出的髓核切掉。但實際上，手術對於並非由椎間盤赫尼亞引起的神經痛並不一定能治好。

現在就介紹如何用雙極療術治療椎間盤赫尼亞。

首先，用掌底慢慢壓迫骶骨的神經穴道，再用拇指刺激左右的關樞，可比其他生死穴道稍用力，然後仰臥兩膝立起來，依側陽↓側心↓側俞的順序壓迫生死穴道。重複這樣做時，因為生死穴道會痛，自己做時力道可能較輕，所以最好不用拇指，用更能入力的鬼拳刺激穴道較好。

注意：仰臥的話，骶骨的神經穴道刺激不到，所以須先以俯臥姿勢，壓迫骶骨、關樞，然後仰臥依序壓迫生死穴道。接著，用兩手拇指刺激中髀兩、三次，再一次用掌底壓迫骶骨。此時，一邊壓迫骶骨，一邊像八十一頁下圖用高座拳刺激腰部的韌帶，效果更好。

消除椎間盤赫尼亞的雙極療術要點

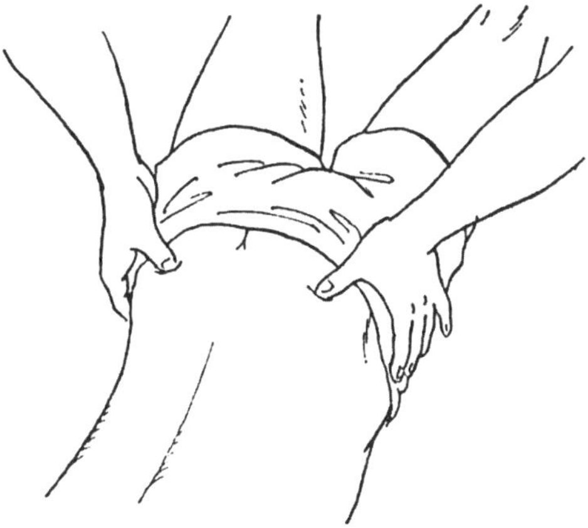

①壓迫骶骨後，同時刺激左右關樞。

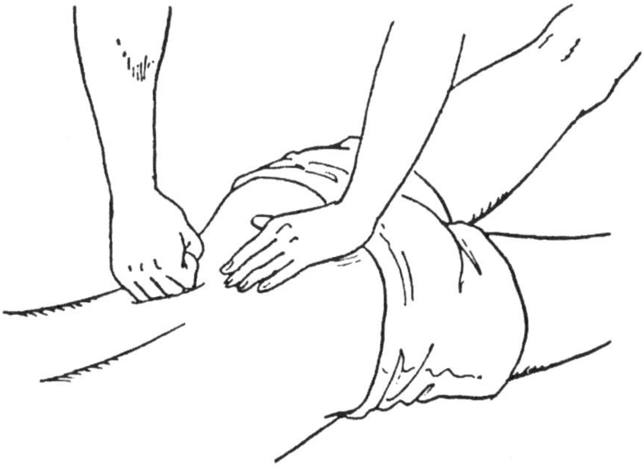

②一邊壓迫骶骨，一邊用高座拳慢慢刺激腰部的韌帶。

預防椎間盤赫尼亞的大原則是，避免同時使用兩腳的運動，如由高處跳下兩腳同時著地。而平時鍛鍊腹肌、背肌亦有助於預防。

睡覺的姿勢亦應注意。最好不要在沙發上打盹，因為同樣姿勢維持的時間太長，對腰不好。太軟的彈簧床亦對腰部有害。

用雙極療術治療腰部的神經痛

「神經痛」是很常用的一句話。例如，人們常說「神經痛、腰痛」或「太冷了所以神經痛又發作了」。這是因為人的身體從頭到腳都佈滿了神經，所以如果不清楚痛的原因、病名，就說是「神經痛」。

因此，有時醫生為了方便，對於這種由不清楚原因的痛，變成「習慣」而產生的腰、肩痛，命名為「神經痛」。

當我們摩擦手臂、腳時，這些部位會因神經受到壓迫而感到痛，所以也可以稱為「神經痛」。

神經痛的原因很多，有的是老化引起的現象，有的是因為運動量不足，也有

三十、四十幾歲便發生的人。雖然原因不同，卻都可以用雙極療術治療。

不過，別想一次就完全治好神經痛。要依痛的狀況分別處理。由於每個人的差異，治療次數、期間亦不同。但每天早起用雙極療術治療的效果較好。因為到了晚上時，由於白天的過度使用腰力，此時腰部的肌肉通常都很僵硬，不易找到疼痛部位，所以早上的治療效果優於晚上。

有許多病患得了坐骨神經痛，可是卻不知如何表達。實際上，我在夏天時常待在冷氣房內，也嘗過坐骨神經痛的滋味，所以很了解別人的痛苦。

坐骨神經在腰椎下，有腰神經、骶骨神經聚集在此，這些神經可通到腳尖，可說是最大的末梢神經。途中，亦通過骨盆、臀、下肢後側等處。如果有坐骨神經痛，患者從腰到腳尖都會痛。

最初只是斷斷續續的痛，到最後會痛得連身體都不能動。

像這種腰部神經痛的治療法，基本上和椎間盤赫尼亞一樣，但並非一次就能治好。

治療這種神經痛時，要花兩倍的時間刺激骶骨的神經穴道，然後用兩手同時

消除腰部神經痛的雙極療術要點

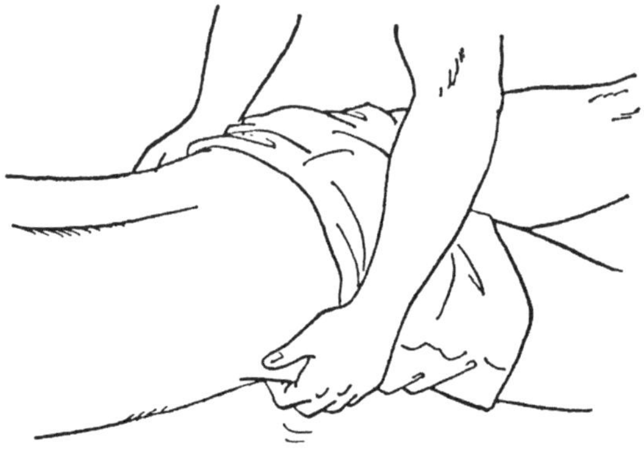

①比其他腰痛多用一倍的時間壓迫骶骨，然後同時刺激左右中髀。

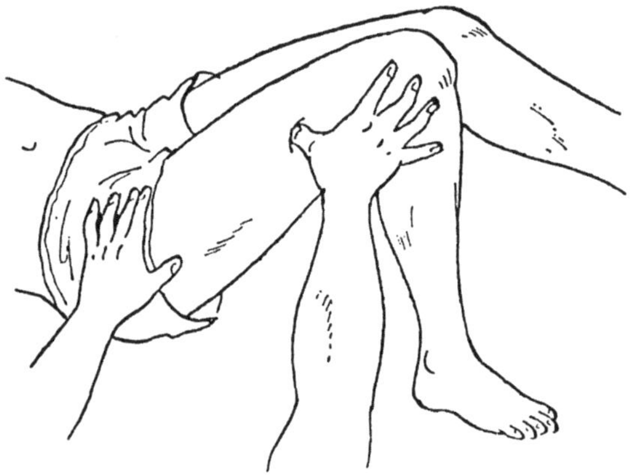

②改為仰臥姿勢刺激側陽、側心、側俞。

刺激左右中髀。連續一個星期重複做幾次雙極療法，神經痛即會消失。

因此，每天早上以密布神經的骶骨為中心，耐心的治療，效果最好。但是不要一個人做。請別人幫忙效果較好。此外，用掌底刺激骶骨後，做側陽、側心、側俞的生死穴道療法時，改為仰臥的姿勢效果較大。

神經痛很容易被誤以為是風濕症。但風濕症即使用雙極療術治療，也不是那麼簡單就可治好的。不過，只要是初期，就有辦法治好。

只是大家應認清風濕症和神經痛是完全不同的，治療時用的穴道亦不同。所以，一定要確認病名再做雙極療術，否則會事倍功半。

儘早養成不「前傾」的習慣以預防腰部的老化

每個人都看過老年人彎腰走路的樣子，可是想必也看過不少挺腰走路的老年人。為什麼同樣年紀會有這麼大的差異呢？

有的醫生說「因為工作過度才造成的彎腰」。例如，挑重物的工人、農夫、整日伏案工作者，經年累月的彎著腰工作，所以骨頭逐漸彎曲而固定。

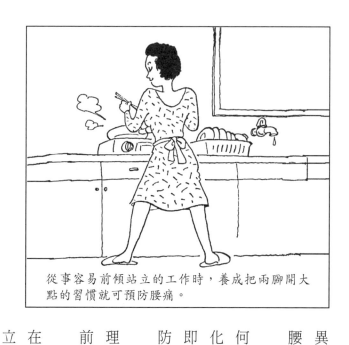

從事容易前傾站立的工作時，養成把兩腳開大點的習慣就可預防腰痛。

像這種情形，從內科來說，沒有異常，可是不彎腰就不能走路。這是腰部肌肉老化造成的現象。

但不要以為「只要年紀大了，任何人都會彎腰」，把腰部老化視為老化的正常現象。事實上，只要年輕時即注意不要養成前傾的習慣，就可預防腰部的老化。

尤其是家庭主婦，常由於廚房流理台的高度不一定和身材合適，而以前傾的姿勢拿餐具。

為避免這種不良姿勢，所以建議在廚房工作時，不妨將兩腿張開些站立以避免彎腰。

這樣也許不大好看，可是在家也沒人看到，所以若流理台的高度不能改善，也只有改變自己的姿勢了。

像這樣，時時留意不「前傾」，就不會增加腰的負擔使腰衰弱，而可防止腰的老化了。

消除腰部疲勞預防腰痛的「壓體法」

運動過度非但不能促進健康，還會危害身體，但若運動不足，又會引起心臟病、糖尿病等。所以適度的運動是很重要的。

同樣的，運動對於腰部的健康亦有很大的影響。如果平常不常使用腰，突然用力，必然會引起腰痛。反之，以為運動愈多對身體愈好，就拼命運動，打高爾夫球、網球，結果引起閃腰的例子也不少。

接著，為大家介紹預防腰痛最合適的運動「壓體法」。這是第2節稍微提過的，在生死穴道加壓的一種體操。

「壓體法」不止可預防腰痛，對於已治癒椎間盤赫尼亞或其他腰痛患者，亦有預防再發的功效。此外，也可用來消除腰部的疲勞。其步驟如下：

①首先，稍微張開兩腳，兩手臂貼在側面，做直立姿勢。

②維持上半身的挺直而蹲下來，兩膝張開，後腳跟提起。蹲下來的同時，兩手一邊向上伸，一邊把手背向內側反過來，伸直後，手背完全向內側，手臂貼在耳朵旁。

③腳跟維持原來提起的姿勢，好像突然把腳伸直一樣的站起來，手亦保持伸直的姿勢。

剛開始做壓體法時，可能膝蓋、大腿、腰部會感到很酸，但多做幾天後慢慢就會習慣了。

只要每天重複做幾次，就有預防及治療的功效，一定要確實施行。

若年紀太大、運動不足者或過胖的人，做第③個步驟突然站起來，可能會感到有些吃力，此時，將手放在膝蓋上站起來亦可。

不過，兩手一定要平均用力，而且站起來時身體不可向前傾。

自己能做的「壓體法」

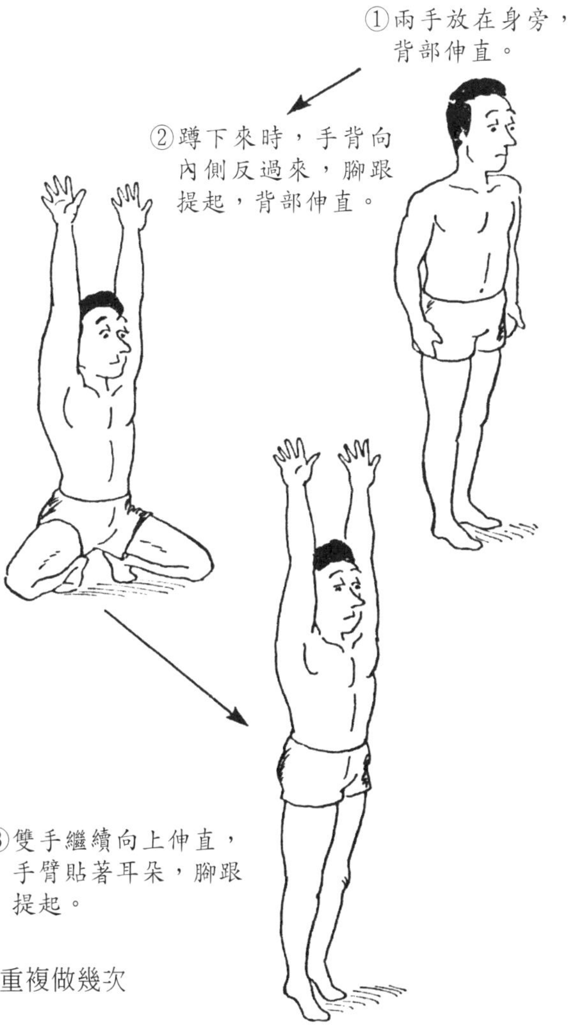
①兩手放在身旁，
背部伸直。
②蹲下來時，手背向
內側反過來，腳跟
提起，背部伸直。
③雙手繼續向上伸直，
手臂貼著耳朵，腳跟
提起。

*重複做幾次

4 雙極療術消除肩部的疼痛疲勞

肩膀酸硬是危險的「現代病」

自古以來就有四十肩、五十肩的說法，好像到了某種年紀時，一定會出現這種症狀。所以，很多人一感到「肩膀酸」就自認已上了年紀，沒有辦法避免。

可是到了現代，肩膀酸硬和腰痛一樣，不再是老年人的專利，不只是二十、三十幾歲的年輕人，連十幾歲的青少年也有肩膀酸硬的情形。

尤其是科技的發達，帶來了許多自動化的設備。電腦、文字自動處理機等設備利用的機會增加，所以肩膀酸痛幾乎已成為現代人共同的煩惱。

忙碌的生活帶來的緊張壓力和「現代病」有密不可分的關係。所以緊張壓力被稱為現代的「萬病之源」，可見其對我們身心的影響有多大。

就和精神極度緊張會引起胃痛一樣。如果緊張壓力太大，肩膀會過度用力，於是形成肩膀酸硬。

此外，肩膀是位於頭、手臂、手腕等中心位置，所以，當某一部位發生障礙時，也會引起肩痛的症狀。

根據醫學報告，青年期之後的血液循環、新陳代謝的機能較差，肩膀容易感覺不適。而中醫亦認為，血液循環不良造成的瘀血是肩痛的主要原因。如果身體其他部位出了問題，也可能會有肩痛的情形。如肺結核、胃炎、貧血、胃下垂、糖尿病、更年期障礙、月經異常、視神經障礙、神經症等等。

除了內科方面的異常造成的肩痛以外，發生車禍而有頸椎障礙的人，有時也會有肩膀酸痛的情形。

如果內科沒有異常亦無任何外傷，可是整日頭昏沉沉的，身體懶倦無力、眼睛疲勞、沒有食慾、一早就開始打哈欠想睡覺——像這種症狀的肩痛，可說是長久以來疲勞積蓄的證明。

前面曾提過的四十肩、五十肩，大多發生在四十歲之後的中年人身上，是一種原因不明的疼痛或肩關節障礙的總稱。患者無法提起手拿高處的東西或低下頭綁鞋帶，這是初期的症狀。

現代人常見的肩痛，綜合各種原因，可分為三大類，眼睛疲勞、緊張壓力及運動不足。

一般常見的肩膀酸痛，多是因為疲勞使得部分血液循環不良而引起。例如突然做投、接球的動作或打網球之後，通常肩膀都會酸痛僵硬，但只要情況不嚴重，泡泡溫水浴或在肩部溫敷，就能解除疼痛。

和前面所說的比起來，運動不足引起的慢性化肩痛較麻煩。最常見的患者多是坐辦公桌的人，因為長期維持同樣的姿勢做伏案工作，所以運動量大多不足。

很多人以為伏案工作時，都在使用肩部的肌肉，其實頂多用到手腕、手臂及頭腦，根本沒有用到肩部的肌肉，所以運動量不足。

運動量不足引起肩痛的例子愈來愈普遍。不限於大人，甚至十幾歲的小孩也會叫肩痛。

事實上，從中學生到小學生都不乏因為運動量不足而引起肩痛的例子，這類病患的年齡有日漸偏低的傾向。

尤其是住在都市的孩子，缺乏遊戲的空間。不像鄉下孩子，可以爬樹、在寬闊的草原上奔跑，充分活動他們的筋骨。

而且由於升學的壓力，使得現代的孩子們整日埋首書堆，穿梭在學校、補習班之間，唯一的消遣就是玩手機遊樂器。像這樣缺乏運動的空間、時間，使孩子們的肌肉因缺乏運動而逐漸衰弱，自然很容易肩膀酸痛了。這種情形實在很令人擔心。

可是我從出生到現在還沒發生過肩痛。因為我學了行者拳，自然和「肩痛」無緣。不過，我現在每天做一千次伏地挺身。因為伏地挺身會使用到肩部的肌肉，所以可預防因運動不足引起的肩膀酸痛。

對於這種麻煩的現代病，用雙極療術能完全治好。用「壓體法」也可達到預防的功效。

請千萬不可小看這種肩痛，以為不算是病而不管它，否則它可能會變成引起可怕疾病的原因。

雙極療術可完全治好這種非常危險的現代病，各位不妨試試。

忽視「肩膀酸硬」可能使它變為「成人病」的原凶

前面談到「肩膀酸硬」會引起可怕的成人病，現在我們來看看為什麼肩痛會引發頭痛。

從肩部到頭部遍布著「末梢神經」，因此若肩部疼痛會有瘀血的狀態，於是末梢神經受壓而引起頭痛。

可是頭痛究竟是肩痛引起還是睡眠不足或其他原因造成的，本人亦不清楚。要視情況而定。

也常有人問我是否有自己區別的方法。我在這提出從頭痛程度的不同來判斷的方法。

例如，好像用鐵鎚打到頭的那種痛，會有生命的危險。

也就是說肩痛的原因不只是疲勞，有些內科的病症也會造成肩痛。像蜘蛛膜下出血的前兆即是。

可是若是這種左右移動而覺得「頭好像有點痛」的程度，可說是疲勞引起的。

由肩痛引起的頭痛叫做「偏頭痛」，特徵是一會兒前面，一會兒後面痛。對於這種情形，用不著太過於緊張，只要在頭部冷敷或按摩肩部的生死穴道，即可消除頭痛。

若是由肩痛引起的頭痛還好，如果是由於內臟機能不好引起的頭痛，就要十分注意了。而肩痛不只會造成頭痛，它對眼睛、心臟等各種身體機能，亦有不良的影響。

可見以肩部為中心的身體各部機能，其因果關係很深。所以，如果不治療肩痛，極可能誘發各種成人病。特別是腦障礙、心臟障礙。連專家也已肯定這種說法。

雖然大家都已承認肩部的重要，可是仍然很少有人把肩膀酸痛視為一種病，一般人大多只是貼貼藥膏，簡單的做些治療就算了。

不過，因為太小看肩痛而終於住院的患者也很多。

如果認為「不過是肩膀酸硬」而不管，將會產生下列狀況：

①肩膀的酸硬逐漸擴大到支撐脊椎骨的棒狀肌，全身懶倦。
②長期偏頭痛。
③情緒不安而降低工作效率。
④手臂麻痺無法拿筆或咖啡杯。
⑤可能慢性化變成中年時的四十肩、五十肩。
⑥肩部的不舒服會逐漸形成一種緊張壓力，引發胃炎、胃潰瘍。

現在為大家介紹一個明顯的病例。

此人是人壽保險公司的高級職員，因為緊張壓力所以有慢性肩痛，可是他認為肩痛不是病。因此並沒有很積極的治療。有時做些按摩、指壓，但因為工作太忙，所以也敷衍了事，不怎麼認真的想治癒他的肩痛。

大約過了五年之後，在公司做健康檢查時，才知道自己有嚴重的心臟病，於是住院做精密檢查，結果發現遠因是肩膀酸硬。

如果在肩痛的初期好好治療，就不會造成現在的後果。他很後悔，可是已經太晚了。

前些日子，有個議員因為嚴重的肩部疼痛而有搖頭的習慣，試過許多方法都治不好，於是跑來找我幫忙。

我先用手指觸診，發現他的肩部硬邦邦的，快變成五十肩了。而且不止有五十肩的症狀，連肩的「脹」或痛都已擴大到背部、脖子了。所以我決定立刻為他做雙極療術。

他接受我的治療時，因為生死穴道的激烈疼痛而又叫又跳，結果一共只做了三次雙極療術，他的肩痛就痊癒了，搖頭的習慣也好了。

由普通肩痛逐漸發展為成人病的例子不勝枚舉，所以我們千萬不可小看肩痛，可把它視為一種健康的紅燈。在初期就可用雙極療術治好。

如何尋找消除肩部疼痛疲勞的生死穴道

現代社會生活壓力大，容易在不知不覺間，對身體也產生了負擔而不自知。人體有很多神經穴道。在日本，有關穴道的書中即記載有三百六十一或三百六十五個，而中國記載的約有六百七十個。

不過，雙極療術治療肩痛的生死穴道只有四個，且全部位於肩部。分為上滑、赤陰、肩峰、肩羅。

首先要記住這四個生死穴道，然後試著找出它們的正確位置。對初學者來說可能較難，可參考插圖用自己的身體尋找。

對一般人來說，可能只有上滑、肩羅二處穴道可以自己摸到。其餘兩個則須借用別人的身體實驗。

但治療肩痛時除了須用到這四個生死穴道外，雙極療術的另一極神經穴道亦須使用。刺激生死穴道的同時，也要刺激位在頸椎旁邊的神經穴道（獨狐），才能發揮最大的療效。

消除肩部疼痛疲勞的四大生死穴道

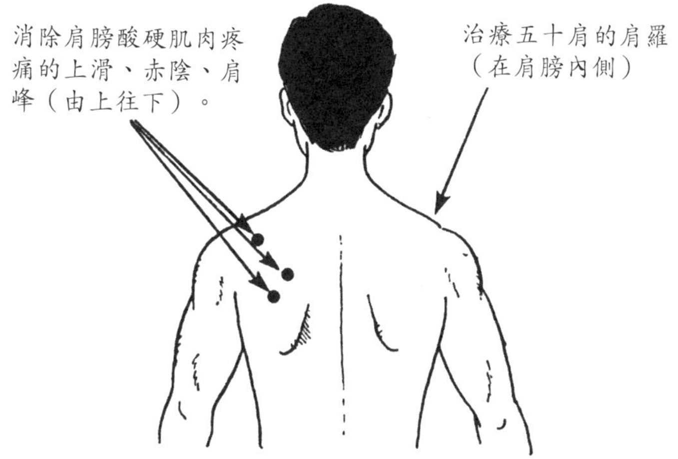
消除肩膀酸硬肌肉疼痛的上滑、赤陰、肩峰（由上往下）。
治療五十肩的肩羅（在肩膀內側）

使用雙極療術治療肩痛時，如果本身碰不到必須用到的穴道，可兩人一組來做。但要先讓患者知道會有特殊的疼痛，讓他心理早做準備。

如同前面曾說過的，治療的同時不可忘記做「對話療法」。

許多因為肩痛來治療的人，在治療時往往會由於疼痛難忍而暗中恨我，可是治療後，過去的痛苦完全消失了，於是又很感激的回家。

對於長期受慢性肩痛折磨的人，千萬不可因針灸、按摩治療無效而灰心。試試雙極療術，會有意想不到的效果。

消除肩部疼痛疲勞的四大生死穴道……①上滑

上滑是潛在於平滑肩線的生死穴道，左右各有一處。詳細位置在，從肩膀邊緣到肩胛骨入口處，二手指寬靠背部的地方。

如果還是找不到可試試下面的方法。先找右邊的上滑，左手從前面輕輕地放在右肩上，手掌中心放在肩上，小指在肩膀的邊緣，此時左手中指用力按，如果感到痛，則為上滑。

治療肩痛時，並不是同時刺激兩邊的上滑。要一手刺激上滑，另一手揉壓脖子後面排成一列的神經穴道獨狐。

壓迫其他三個生死穴道時，也是相同的作法，不可同時刺激左右的生死穴道，一定要分別和脖子後方的獨狐合成「一組」來做。

上滑大多用於消除普通肩膀酸硬。常常有些人在揉肩的時候，突然感到疼痛，這是因為不小心揉到了生死穴道上滑，可見即使是外行人，也很容易找到上滑。

上　滑

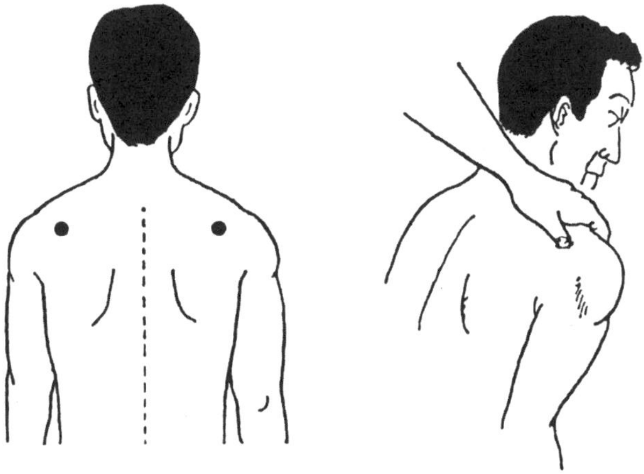

有許多肩部酸痛相當嚴重的人來找我治療，最先使用的生死穴道即為上滑。而我常常無意識的不用拇指而用鬼拳壓迫上滑。

因為我自己常受到患者叫痛的影響，每當病人叫「痛」時，我就認為他的肩部脹得很嚴重，只用拇指刺激可能不會馬上好，所以不自覺的就用了鬼拳。

事實上，要做上滑的生死穴道療法時，由於身體構造的限制使我們無法自己用鬼拳做，但若肩痛情況嚴重，最好用鬼拳刺激效果較好，此時則需請別人幫忙。

消除肩部疼痛疲勞的四大生死穴道……②赤陰

若在此處按得太重，很容易產生紅色的痕跡，所以稱為赤陰。這裏也是肩部的四大生死穴道中刺激後的感覺最痛的穴道。此為赤陰的一大特色。

我本身對於赤陰名稱的由來不太贊同。因為身體的任何部位，只要長時間的用力拍打，都會引起皮下出血而變紅，並不只有赤陰才會如此。

可能是因為赤陰位於肩胛骨的中心，肉較薄，和其他生死穴道按相同的時間，比較容易留下「紅色的痕跡」，因此才命名為赤陰。

赤陰的特徵除了最痛以外，非常難找亦是一大特點。因為此處自己無法摸到，只有借用別人的肩部找找看。在肩膀的最前端和剛才提過的上滑的延長線上，大約在肩胛骨的中心位置。

如果這樣還不了解，可用下述方法再找找看。假設現在找左邊的赤陰，先將左手指微彎，讓中間三指的第二關節恰好掛在對方的左肩上，然後把拇指往下放，儘量向外側擴大，停下之處大約就是赤陰的位置。

赤陰

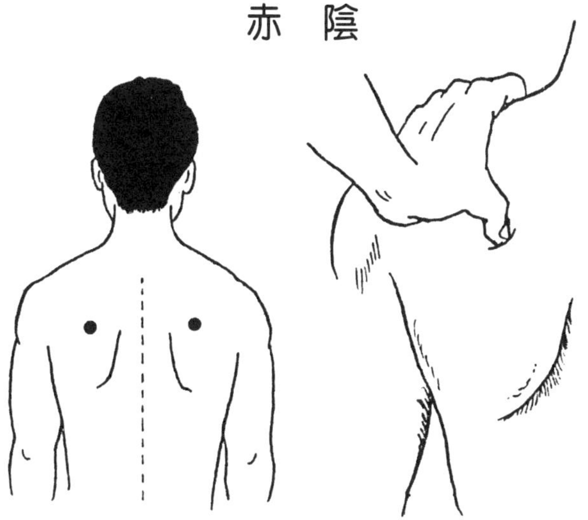

用拇指輕輕地按，找對方感到痛的地方，參考上面的圖，試幾次看看，如果你知道後面要講的肩峰，就知道赤陰是位於上滑和肩峰連接線為底邊的直角三角形頂點。

所以把上滑、赤陰和接下來要談的肩峰視為「三個一組」，比較容易記住他們的位置。

上述這些生死穴道，不僅可用來消除普通肩痛，五十肩及慢性「十年選手」級的肩膀酸硬亦可治癒。但要同時加進對獨狐及棒狀肌（背部的脊椎骨二側的肌肉）的刺激，才能發揮威力。

消除肩部疼痛疲勞的四大生死穴道……③肩峰

肩峰為消除肩部酸痛的四大生死穴道中的第三個。它和前面介紹過的上滑、赤陰都位於肩的後面，三者形成一個直角三角形。

看圖即知肩峰在肩胛骨最下面的地方，可說是比較容易找到正確位置的生死穴道。

既然是在下方，為什麼叫赤峰呢？這是因為做消除肩痛的生死穴道療法時，大多是二人一組，做雙極療術的人坐在俯臥者的頭部旁邊，反過來看，在肩胛骨上也是峰。

也許有人發現，西醫中也有肩峰這個名稱，但位置完全不同。西醫所說的肩峰，是在肩膀邊緣的骨頭附近。

肩峰主要是用於治療慢性肩部酸硬。即使肩膀硬得像石頭一樣，只要刺激肩峰，立刻能把它消除掉。

刺激肩峰時基本上還是要用拇指壓迫，不過對初次治療的人來說，使用三指

肩 峰

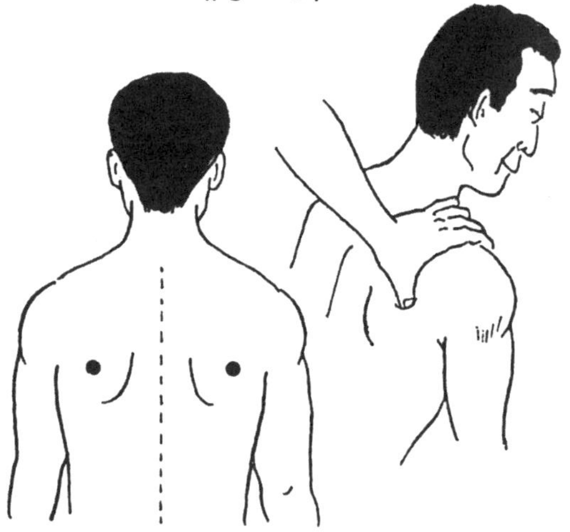

壓迫或高座拳可能較有效而安全。因為左肩裏面相當接近心臟的位置。

初次使用雙極療法的人，通常力氣控制能力較差，如果用拇指壓迫肩峰，很可能在一點上用了太大的力氣，有時會從肋骨間隙壓迫到心臟。

如果使用三指壓迫法或高座拳壓迫肩峰，力量較為分散，比較不會傷害到身體內側的器官。

所以，在使用雙極療術時，應考慮人體結構的安全，用最適當的方法刺激生死穴道。

消除肩部疼痛疲勞的四大生死穴道……④肩羅

肩羅是治療肩痛的第四個生死穴道，位於肩膀邊緣靠近鎖骨的一個拇指長的地方。和其他三個生死穴道不同，在身體的正面，很容易找到且自己能刺激的生死穴道。

肩羅受到刺激後，連頭都會痛，可見其為一反應相當尖銳的生死穴道。

肩羅對消除全部的肩部酸痛疲勞都有效。特別是症狀嚴重連手都酸的患者，亦能發揮治療的威力。這是因為肩羅是活動手臂時的重要生死穴道。

只有肩羅的刺激能完全由自己做。不過，若要同時刺激神經穴道較困難。

例如，在右邊的肩羅做雙極療術時，右手放在脖子後方的獨狐上按摩，用左手尋找右肩上的肩羅。此時因為右手往上提，右肩上的肌肉隆起，所以很難找到肩羅的正確位置。

若把手臂放下就能找到肩羅。所以在這種情況下，要把右肘放下來，夾緊腋下，伸出中指壓迫獨狐。

肩羅

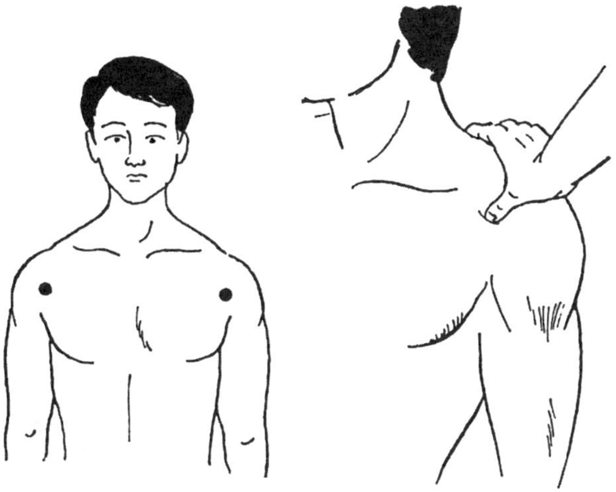

此時右肩上的肌肉就不會隆起，比較容易找到肩羅。

順便提一下，若用行者拳中的某種技法對生死穴道加上一擊，則手臂將不能行動。

由此可知，有「生死」二面的雙極療術可說是兩刃之劍。

談到這裏，能消除肩痛的四大生死穴道都已介紹過了。接下來為大家說明一些自己做雙極療術時的臨機應變的方法。

用雙極療術治療四十肩、五十肩的做法

五十肩的初期治療很重要。病患應儘早在症狀尚未惡化前用雙極療術來阻止它惡化。而且如果不徹底的治療，只是暫時治好，隨時會有復發的可能，於是便會逐漸變成慢性化的肩痛。

常聽人說「伸手拿書架上的書時，肩膀突然很痛」或「連脫上衣都無法舉起手來脫」。

有上述症狀的大多都是中年人，因此像這種肩痛的毛病都叫做「四十肩、五十肩」。初期症狀的特色為，肩部感到好像觸電般的疼痛，手臂無論向什麼方向動也都會痛。

有位電腦公司經理。因為嚴重的五十肩而來找我。經過雙極療術的治療，很快就痊癒了。可是為了防止再發，他仍舊一個月來一次我的醫院。如今，已過了兩年。

他曾對我說過變成五十肩的經過。他說：「剛開始時只是動一下肩膀就會有

點痛，可是因為太忙，所以也不怎麼在意這種情況。後來有一段時間都不會痛，以為大概自然好了。可是過了不久，又開始痛，痛得手完全不能動，連咖啡杯都沒辦法拿。」

等到變成接近重症的五十肩，他才想到「這樣不行」，於是便到醫院做各種檢查。先後做過熱敷、藥物治療，但仍無法減輕痛苦。後又試著做指壓、針灸、整體術等各種療法，可是最後還是無效。

像他一樣有五十肩煩惱的人很多，其實只要熟練生死穴道，一個人也可以自己治療。

現在來介紹治療的步驟。

首先用不痛的那隻手揉獨狐，同時用另一手按上滑。如果手提不起來，可用桌角代替。做到某種程度後，不痛的肩部亦做雙極療術。注意壓迫生死穴道時，痛的肩部用八分力按，不痛的肩部用二分力按即可。

其次，一面按獨狐，一面交替刺激生死穴道赤陰和肩峰。這二個生死穴道，如果一個人做，大多搆不著。所以可蹲在桌子旁邊，利用桌角來找赤陰和肩峰。

治療五十肩的雙極療術要點

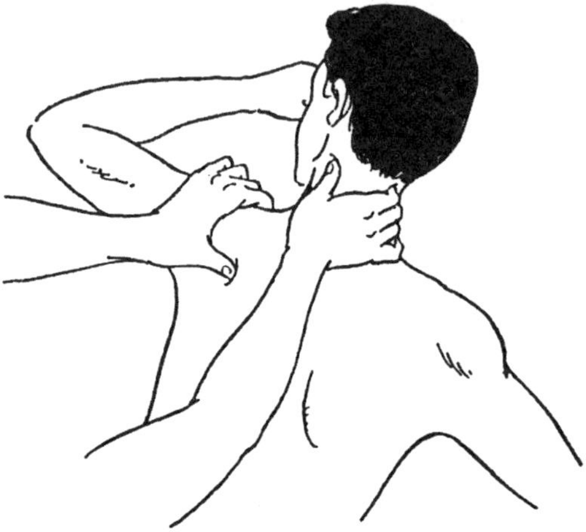

①輕輕地揉獨狐（頸部後側的神經穴道），然後依上滑→赤陰→肩峰的順序做生死穴道療法。

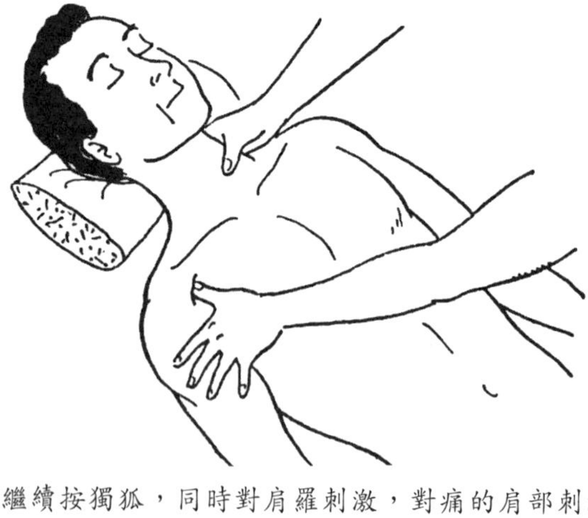

②繼續按獨狐，同時對肩羅刺激，對痛的肩部刺激時用八分力，對不痛的肩部刺激時只用二分力即可。

用桌角找到這二個生死穴道後，慢慢地按。如果痛得難以忍受就先放開，等會兒再做。赤陰和肩峰要交替按，重複做二、三次。

最後，一手刺激肩羅，同時另一手按獨狐，以這種形式把痛的肩膀從下往前上方慢慢推上來。

以上所說的這種療法，最好在早上剛起床時或沐浴後做，因為此時肌肉較鬆懈，刺激的效果較好。

用雙極療術治療五十肩，效果快得驚人。不過，平時多活動肩、腳亦很重要。如果因為痛就不動，約三週後，肩胛骨和肱骨會沾黏，運動會更困難。雙極療術的效果雖然大，但多活動肩、手臂也有助於五十肩的治癒。

用雙極療術治療頑固的慢性肩膀酸硬

老化是造成五十肩的很大原因。不過，年輕人有肩酸煩惱的似乎也不少。

對現代人來說，肩酸已成為一種現代病、職業病。產生的原因是什麼呢？可分為三大類，姿勢、緊張壓力及運動不足。

某個商業公司的女職員，從學生時代就有肩酸的煩惱，可是一直沒有治療。工作後，整日面對著電腦，肩膀酸硬的程度更加嚴重。她為了減輕痛苦，常在入浴後按摩肩部，最後卻造成腦充血。

慢性肩膀酸痛用簡單的方法治不好，一定要設法使肩部的血液循環暢通，才是根本的治療方法。此時，雙極療術即可發揮極大的效力。

她照著下面的方法做。剛開始和五十肩的治療法一樣，也是一手按神經穴道獨狐，另一手中指按生死穴道上滑。

接著用高座拳按支撐脊椎骨的兩側肌肉棒狀肌。有慢性肩痛的人通常棒狀肌會很硬，所以此處一定要好好地按。之後本來覺得重的肩部頓時會覺得輕鬆不少。此外，因為棒狀肌的範圍很廣，所以適合用高座拳這種指壓法。

作法是先握拳，用除了拇指以外其他四指的第二關節，在棒狀肌上由上往下各按三次，同時，用另一手在上滑、赤陰、肩峰各生死穴道壓迫。

刺激棒狀肌是治療頑固慢性肩痛的一大要點，一定要一邊按此處，一邊刺激生死穴道，連做三天，雙極療術才能發揮最大的威力。

消除頑固慢性肩痛的雙極療術要點

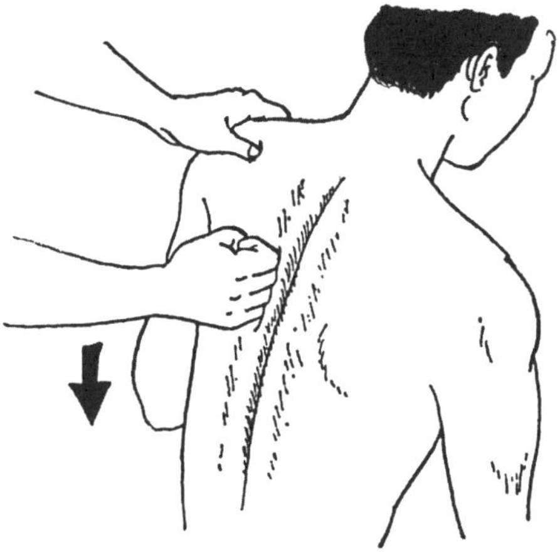

①一手按上滑，另一手以高座拳的形式從頭至腰壓迫棒狀肌。

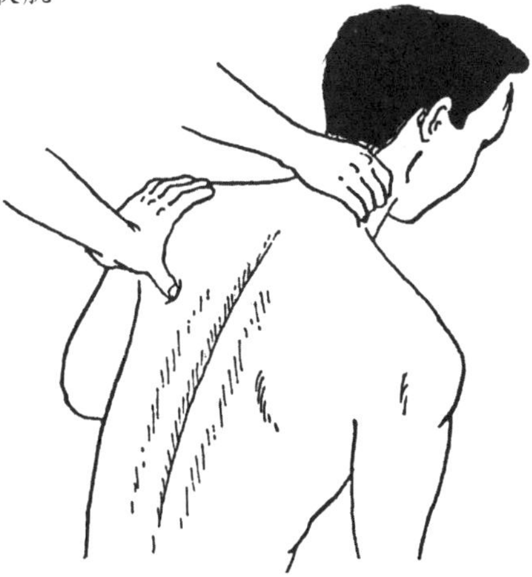

②左右棒狀肌壓迫後，一手按獨狐，一手依序壓迫四個生死穴道。

右邊的棒狀肌做完後，依同樣的要領刺激左邊的棒狀肌，別忘了此時亦要壓迫生死穴道。雙極療術的要領就是同時刺激生死穴道和神經穴道。

其次，再用一手按獨狐，另一手的拇指刺激肩羅。

最後，同時按棒狀肌和獨狐，然後兩邊的肩膀同時轉三圈。

從前面到後面，後面到前面，一定要在各方向轉三次。尤其在用雙極療術治療後，身體受到很大的刺激，此時採取這種類似整理體操的動作，能加強刺激的效果。經過這一連串的治療後，那女職員的肩痛全好了。

前面介紹的這種療法，一個人時也能做，可利用桌角或柱角來按棒狀肌，上滑等生死穴道則自己壓迫。

雙極療術對慢性肩膀酸硬的治療效果雖驚人，但要完全治好也是需要一點時間的。所以一定要有耐心，養成每天做的習慣。

只要依順序連續做一星期，一定能治好這頑固的慢性肩痛，千萬不要半途而廢。

用雙極療術治療肩部肌肉的突然疼痛

常有些人因為打排球時，手臂提得比肩高來練習托球，長期下來，最後造成慢性化的肩部肌肉疲勞，引起血液循環障礙。

像這種肩部的肌肉疼痛，也可以用雙極療術治療。不過，自己較不易做，請別人幫忙效果較好。

如果一定要一個人做，那麼一手按獨狐，一手刺激上滑、肩羅等生死穴道，效果也不錯。

如果二人一組來做雙極療法，則讓患者俯臥，一邊按獨狐，一邊刺激上滑、赤陰、肩峰，而肩羅也要同時按。注意須一直按著獨狐。

其次，再用三指壓迫慢慢地刺激肩胛骨的周圍，同時用另一手依序對四個生死穴道壓迫。因為肩胛骨周圍集中了無數個神經穴道。所以這種做法，能充分發揮雙極療術的刺激效果。

消除肩部肌肉疼痛的雙極療術要點

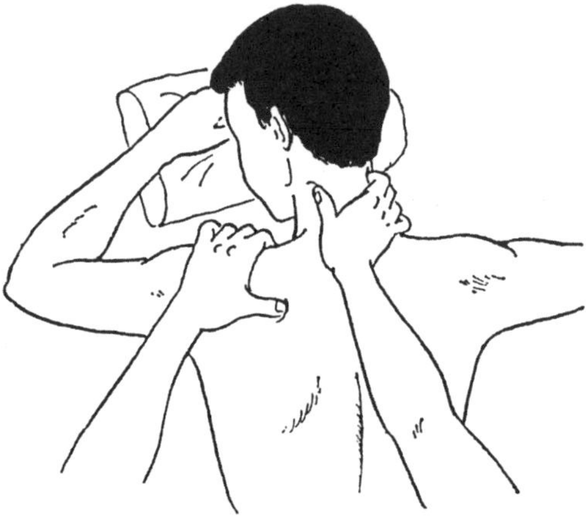

①用力按獨孤，同時壓迫肩胛骨旁的三個生死穴道。

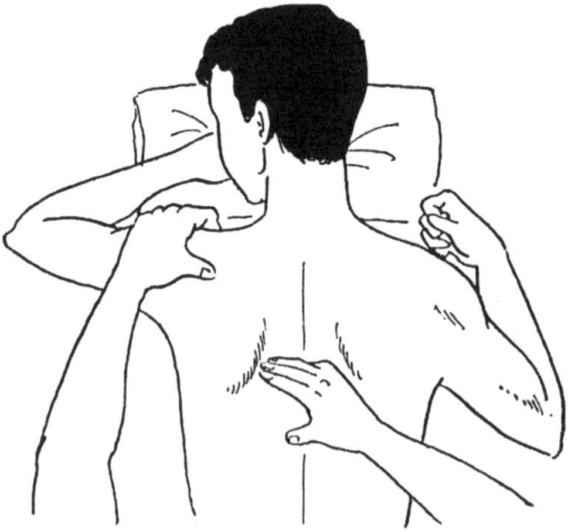

②用高座拳或三指壓迫按肩胛骨周圍，同時刺激上滑和肩羅。

「拍肩膀」、「揉肩膀」不只是一種慰藉

許多孩子為表示孝順，常為父母搥肩膀，以為可幫忙消除肩部的疲勞。事實上，如果力氣小不會有什麼問題，但如果力氣太大，反而會覺得不舒服，而有反效果。

拍拍肩膀或按摩肩膀的確會讓人感覺比較舒服，但並不是隨便亂拍，都能得到同樣的效果。因此，搥肩並不只是一種慰藉，可算是一種按摩。

有時偶然拍到生死穴道，但因為力量並未集中在此，所以也沒有多大的效果。因此讓孩子搥肩可說是一點效果也沒。

我個人認為，請職業按摩師按摩肩膀，對慢性肩痛的治療效果，沒有雙極療術的效果大。因為一般的按摩師，並不一定會配合客人的穴道按摩。如果遇到較高明的按摩師，懂得按摩穴道，也只能暫時消除疼痛。可是也有些人，按摩後非但不能解除痛苦，反而加重了疼痛，這樣真是得不償失！

當然我們必須承認，優秀的按摩師確實也能為肩痛患者消除疼痛，不過我認

為，按摩的療效仍是有限的，無法根治肩痛。

拍、按只能為患者消除當時的疲勞、疼痛，讓病人覺得很舒服，對根本治療毫無幫助。

有時我為患者治療時，也會採用「觸診」的方式，在治療開始和結束之後，用手輕輕地摸病人的患部，問「這樣好嗎？」這絕對不同於按摩。要想治好肩痛的毛病，最好的療法還是使用生死穴道的雙極療術。

用雙極療術治療肩痛，「一人做時用椅子、二人做時俯臥」

到現在為止已為大家介紹過消除三種肩痛的方法。接著要說的是，肩部和腰、腳比起來，自己無法摸到的生死穴道較多。因此一人做或二人做雙極療術時應該把握什麼要領。

現在，我們來想想看治療肩痛時，以何種姿勢刺激生死穴道最合適。

有躺下、站立或坐著各種姿勢。不過，建議採用坐姿，因為治療肩痛的生死穴道大多在後面，自己治療時，坐著比較容易治療，也比較能夠用力。

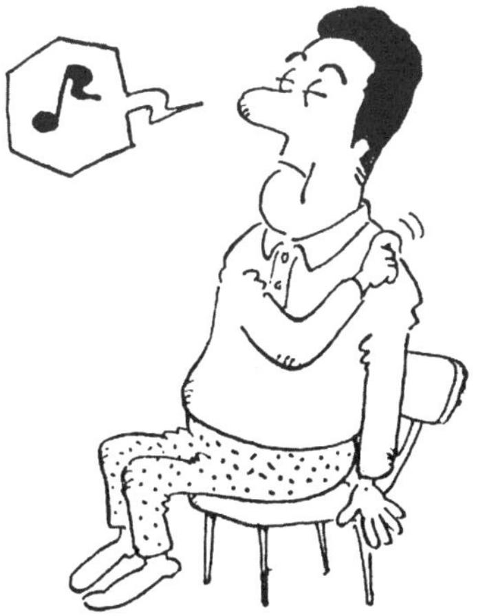

坐姿比站姿更能使肌肉放鬆，促進治療效果。

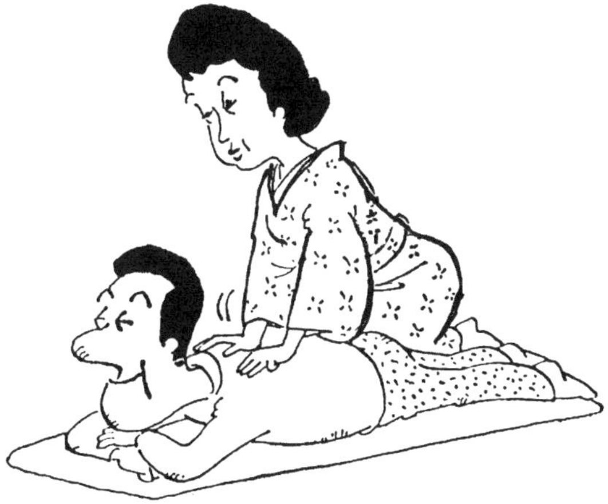

如果請別人幫忙，俯臥姿勢時刺激生死穴道的效果最好。

二人做時，讓患者俯臥最有效果。因為躺下後，肩部的力氣全部放開，肌肉處於最輕鬆的狀態，刺激的效果也會最好。

用雙極療術為病人治療肩痛或腰痛時，叫病人躺下。治療肩痛時則一律俯臥，最後才讓患者坐起來，稍微刺激一下生死穴道。如此，任何肩痛都能治好。

肩的「壓體法」可同時消除肩膀酸痛強化胸部肌肉

除了雙極療術外，肩的「壓體法」也能消除肩痛，這是一種藉由「肩的運動在肩」的生死穴道加壓的方法。

看看一二一頁的圖。

①兩手依圖所示，勾在一起向外側拉十次，然後兩手上下位置交換，再向外拉十次。

②兩手掌底像圖一樣，一手朝上一手朝下的靠在一起，向內側擠。和①一樣也是交替做十次。

③最後兩手向旁邊伸直，和身體成直角，手掌垂直而立，只轉動肩膀。

自己能做的「肩部的壓體法」

①肩膀放輕鬆，以10秒10次的速度向外側拉。

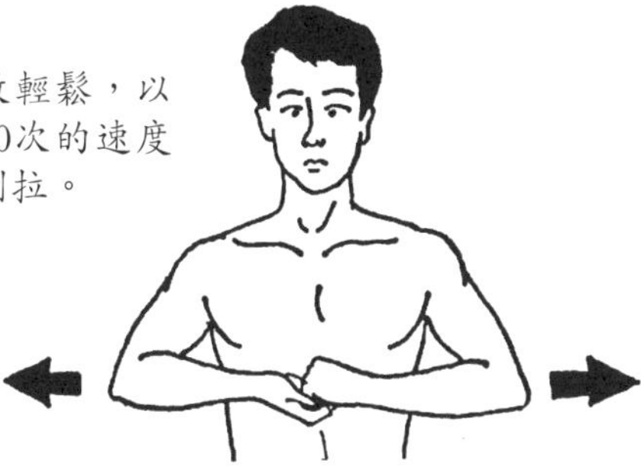

②依照和①相同要領向內側用力。

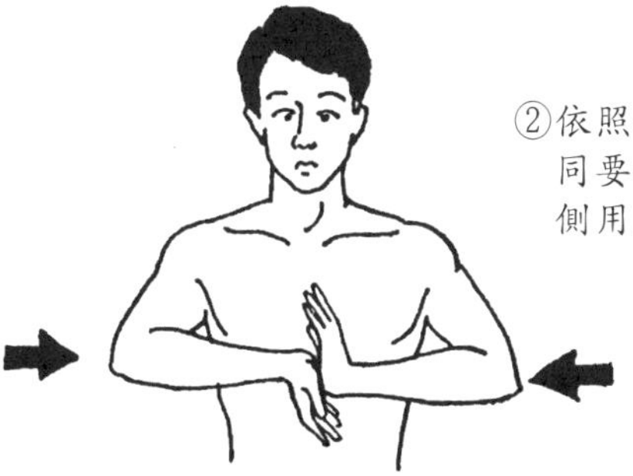

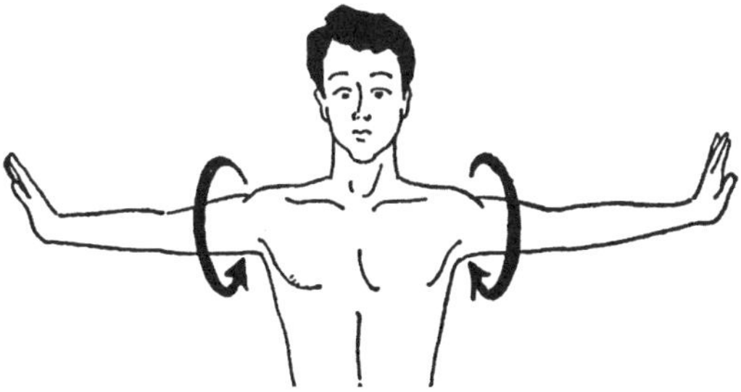

③將手臂伸直，不動手臂只動肩，轉動10次，再反方向轉10次。

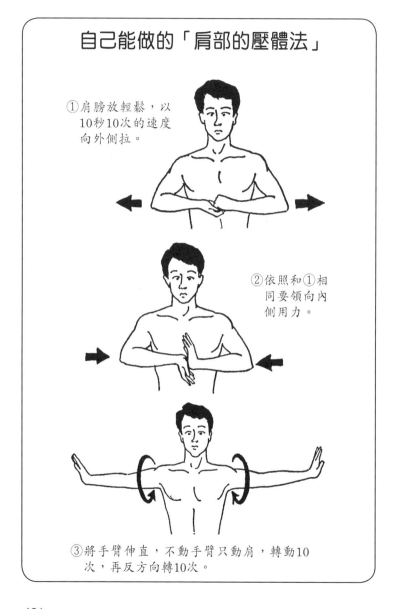

看起來似乎很簡單，但只要實際操作就知道，轉動肩膀非常困難。而從雙極療術的立場來說，這種運動絕不是肩膀的運動，只是手臂的運動。

也就是說，只是在轉動手臂。但如果繼續做下去，就能刺激整個肩胛骨。所以對肩膀而言，仍會有不錯的加壓效果。

此外，不只要轉動肩膀，最好再拉一拉、推一推，交替重複這些動作，更能消除肩膀的酸痛及鍛鍊胸肌。

但也不是隨便擺動手臂就能得到預期的效果，一定要熟悉正確的做法，每天施行。即使不做其他的運動，也能藉著這肩的「壓體法」達到消除肩痛、鍛鍊胸肌的一舉兩得的效果。

因此，有肩痛煩惱的人或隨著年齡的增加而有肩痛徵兆的人，都應學習在肩加壓的「壓體法」。只要一天花五分鐘，隨時隨地都可以做，就能預防肩痛，當然也能治療及預防再發。

尤其是整天伏案工作或採取同樣姿勢工作的人，無論如何一定要每天做。不管是何時何地，只要每天做一次，就會有意想不到的效果。

5 雙極療術消除腳的疼痛疲勞

「腳會懶倦」的根源在運動不足

腳支撐著人類的頭部、身體，在走路時扮演非常重要的角色。所以，自古以來就有一個說法「老化是由腳開始的」，實際上，腳和人類的生命也確實有密切的關係。

但是現代人坐電梯、自用車、搭捷運的機會增加，走路的機會相對減少，於是更加速腳的老化。如今不分男女，有半數以上的人感到腳的運動不足。

那麼究竟該如何防止腳的衰弱？

很簡單，走路是最有效的方法。但不只是用腳走路，要用全身走路，不過也沒有必要跑。因為走路即為一種全身運動。

人體有六百三十九個肌肉和二百零八個骨頭，走路時，六十～七十％的肌肉和骨頭都會運動。無形中也促進了血液循環及防止肥胖。

此外，腳和大腦細胞也有密切關係。如果少走路會提早腦細胞的老化。很容易變成一般所謂的痴呆症。

因此，平時最好儘量多走路，少搭車，也不須使用專用道具或特別安排時間走路，在日常生活中就可做到。

要增進走路的效果就必須養成正確的走路形式。首先要輕輕地收下顎，背部伸直，挺胸，然後伸直膝蓋，踩大步，此時，兩手要自然有規律的擺動，雙腳不可用拖的，要有精神的走路。

運動不足常是造成腳的疲勞疼痛的原因，所以平時應多做些腳部的運動。之後再稍微刺激生死穴道、神經穴道，血液循環會更好，更能得到高效果。

如何尋找治療腳部疼痛疲勞的生死穴道

腳痛和腰痛不同，疼痛的部位非常廣，從大腿到膝蓋到腳踝都可能痛，也許有人因此認為生死穴道也應分散在各疼痛部位，其實全都在離膝蓋十五公分以內

消除腳部疼痛疲勞的五大生死穴道

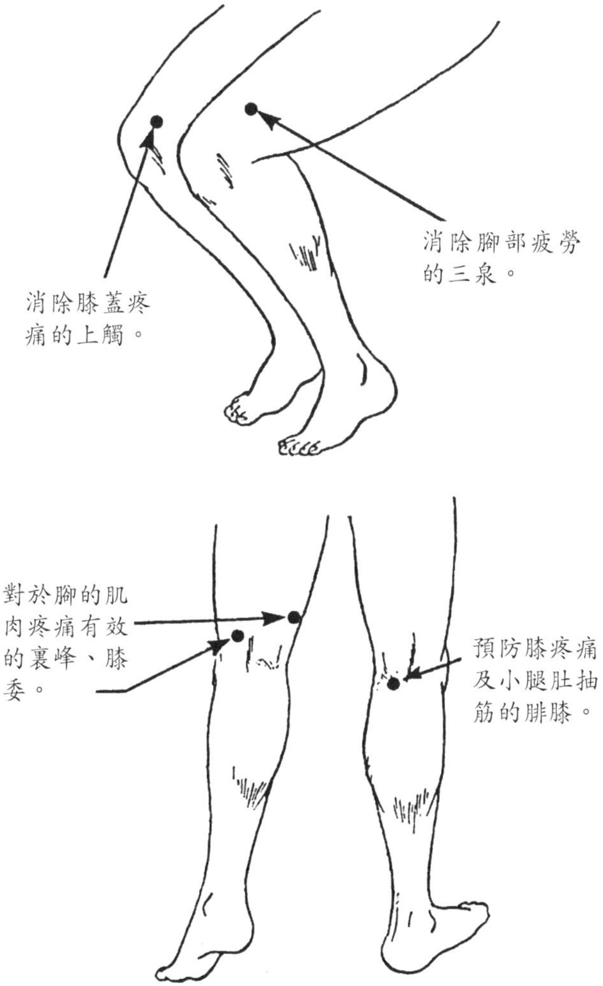
消除腳部疲勞
的三泉。
消除膝蓋疼
痛的上觸。
對於腳的肌
肉疼痛有效
的裏峰、膝
委。
預防膝疼痛
及小腿肚抽
筋的腓膝。

的地方。

由下一頁的圖，我們可清楚的看出治療腳部疼痛疲勞的五大生死穴道，三泉、上觸、裏峰、腓膝、膝委都在離膝蓋不遠的地方。他們和腰部、肩部的生死穴道的最大差異即在於全部能由自己做雙極療術。

此外，治療腳痛之雙極療術的另外一極神經穴道。腰部、肩部各只有一個，腳部卻有三個。第一個在膝蓋周圍，第二個在大腿外側的韌帶中，第三個在大腿內側的裏韌帶。

注意神經穴道不是一個「點」，要把它當成是神經穴道集中的「一帶」。

使用雙極療術能消除腳部的疲勞疼痛，但只刺激神經穴道也有相當的效果。無論何種療法，因為要刺激的穴道數目頗多，所以常總動員五隻手指，這也是治療腳痛的一大特徵。

治療腳部疼痛疲勞的五大生死穴道……①三泉

對初學者來說，找生死穴道的位置似乎很難，但如實地操作就會感到相當容

三　泉

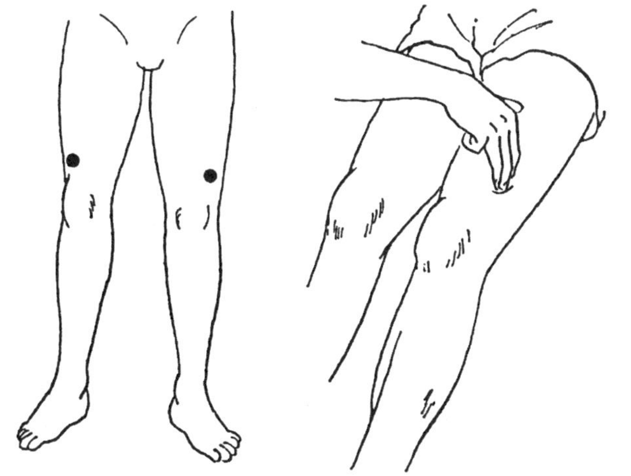

易。參照上面的圖找找看自己的生死穴道，找了兩、三次自然就會發現尋找生死穴道的要領。

三泉和有名的神經穴道足三泉不同，這點要記住。

以坐在椅子上，背伸直，膝蓋變成九十度角的姿勢找三泉，似乎較容易。如果要找右腳的三泉，則把左手放在右膝的盤骨上。

此時，要很自然的伸出左手，將手掌好像要吸盤子似的放在盤骨上，再向腰部移動兩根拇指長的距離，此處即為三泉。右邊的三泉也是同樣的找法。

三泉對於減輕膝蓋、腳踝、韌帶的疼痛非常有效。它是一處元氣像泉一樣湧出的生死穴道。可想而知，刺激三泉，亦會有相當的力量湧出通向膝蓋、腳踝、韌帶等處。此為三泉名字的由來。

當你感到膝蓋不自覺的顫動或疲勞時，刺激三泉十分有效。同時從腳至全身都會充滿活力。

治療腳部疼痛疲勞的五大生死穴道……②上觸

上觸的意思是指「只要輕輕地接觸上面即可」。因為如果太用力刺激這生死穴道，會痛得跳起來，所以只要輕輕地壓迫就夠了。

剛開始找上觸時，就不要太用力。不過普通人手指之力和專家比起來相當弱，所以也不用太害怕而不敢找。

上觸雖特別痛但也很容易找，在膝蓋稍內側的上面。具體的說，如果找右腳的上觸，它位於右膝的盤骨左端上方約三～五公分處。

它的位置會隨個人之間的差異而稍有不同，不過仍是相當好找，一個人在此

上觸

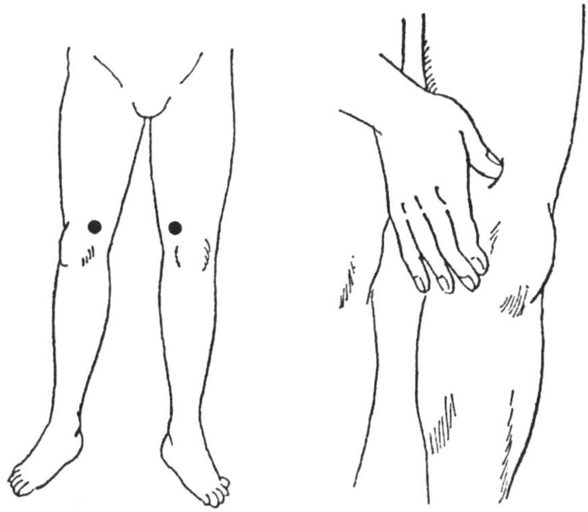

做生死穴道療法也很容易。

上觸的最大功用不在補充運動的不足，而是在消除長時間走路的疲勞及喚起活力。例如，整天在外走動的外務員，很容易積蓄肉體的疲勞，如果記住了這個生死穴道，就可經常派上用場了。

對於日夜辛苦走路的人來說，上觸是消除腳部疲勞最有效及方便的穴道。不但容易找，可自己做，效果更是立刻顯現出來。

利用午餐後或工作休息時間，自己做做上觸的生死穴道療法，可以養精蓄銳使下午工作時更有活力。

治療腳部疼痛疲勞的五大生死穴道……③裏峰

裏峰聽起來好像高山的名字，所以很多人因此以為它位於像山峰般尖的地方。其實完全不是這樣，裏峰的位置是在日常走路時稍微隱密看不見的地方。

但是，隱居修行者的這個生死穴道看起來比較突出，所以稱為裏峰。若此處被人踢到將無法走路而跌倒，因此在武術界中此為一要害。

也許有人對這種說法感到不安，不過在雙極療術中，裏峰是治療腳痛的重要生死穴道，它的療效非常驚人。

裏峰是個很容易找到的生死穴道。它的詳細位置在韌帶內側，也就是大腿內側的裏韌帶之間。不論站姿或坐姿，都可輕易發現。

刺激裏峰後也會感到相當痛，所以嚐過這種滋味的人大多不喜歡這裏被壓，但在這兒做雙極療術後，腳會變得很舒服，所以大部分的人還是會忍耐一下。說誇張點，就和人生一樣，應先苦後甘。

裏 峰

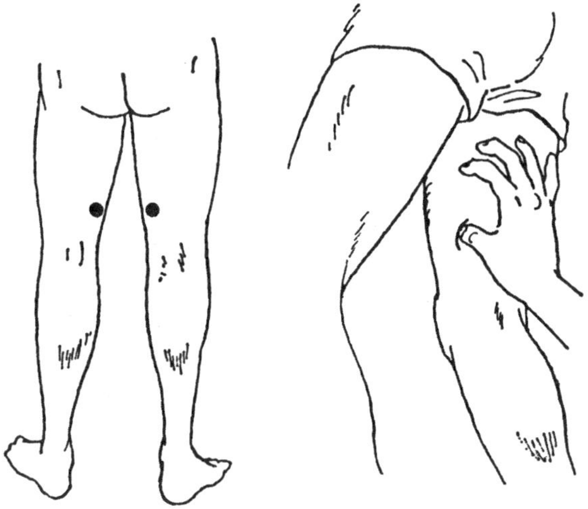

裏峰同樣也是消除腳部疲勞不可或缺的生死穴道，在打高爾夫球、網球或慢跑後刺激裏峰來消除疲勞最合適。

尤其是上了年紀的人，恢復力減弱，常需要好幾天才能完全恢復體力，所以，更適合在裏峰做雙極療術，幫助消除疲勞。

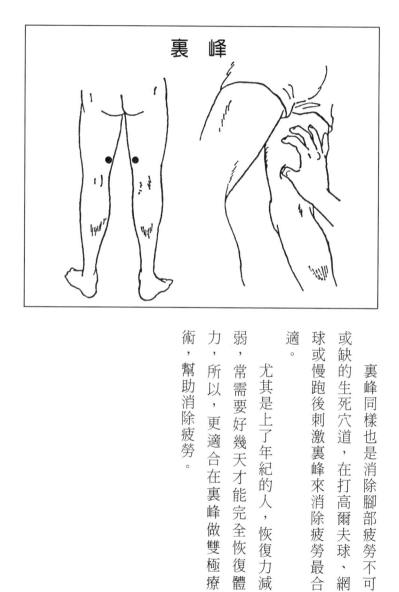

治療腳部疼痛疲勞的五大生死穴道……④腓膝

下肢靜脈曲張有日趨年輕的情況，不僅中老年人易患此病，而且許多年輕人也出現下肢靜脈曲張。研究發現，經常站立工作的人，容易患下肢靜脈曲張，肥胖的人和孕婦更容易患下肢靜脈曲張。

許多從事教師、空中小姐、電梯小姐、服務生工作的人，因為整天站著工作，全身血液下降到腳部停下，以致血液沉積，循環不暢通。所以到了晚上，多會感到雙腳浮腫不舒服。

有位空中小姐就在晚上睡覺時，將坐墊折起來墊在腳下，讓血液回流。其實對於這些常站著工作的人，最好的消除疲勞法是在腓膝做生死穴道療法。

腓膝具有促進血液循環、消除腳部疲勞疼痛的效用。它位在膝蓋內側下面二指寬之處。一般在診斷腳氣時，讓患者兩腿交疊的坐在椅上，敲打膝蓋下方，腓膝即在其正對的後方。

腓　膝

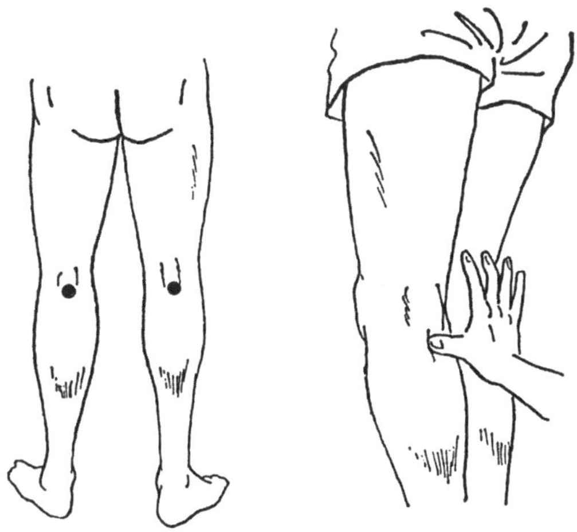

生死穴道的名稱都有其由來。腓膝也不例外，它雖位在膝的部位，可是卻好像藏在後面，因此命名為「腓膝」。

如果把這些生死穴道的名稱、由來記住，很快就可熟悉其位置，自己做雙極療術了。

治療腳部疼痛疲勞的五大生死穴道……⑤膝委

膝委是比較難找的生死穴道，因其位置會隨著坐姿或腳的角度不同而改變。因此，對於這會移動位置的生死穴道有一種說法，「命運委託給膝蓋」所以才命名為「膝委」。

接下來為大家介紹自己刺激膝委的方法。

首先端坐在椅子上，膝蓋彎曲成直角，則膝外側有骨頭稍微突出的地方，在它旁邊應有一凹處，其相當於膝委。

對於較胖或腳部脂肪較多的人，也許比較難找，此時不如用手蓋住膝蓋骨，以手指的觸感來找此凹處。

膝委對於局部性的膝蓋疼痛相當有效。在感到有急痛時馬上施行膝委的雙極療術，應能壓制相當的疼痛。

刺激膝委沒有時間地點的限制，可邊看電視邊做，也可在工作休息時間做，只要養成每天做的習慣，就能使膝蓋永保年輕、有活力。

膝委

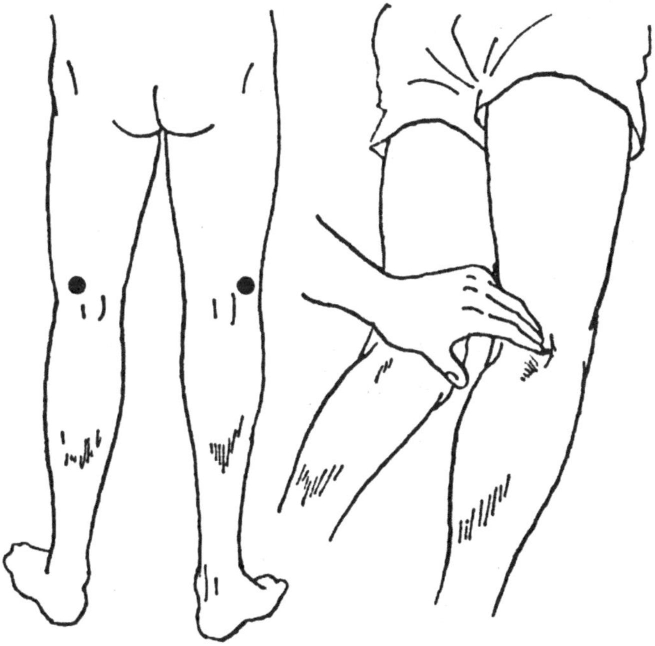

坐在椅子上用五指即能消除膝蓋的疼痛

有不少中老年人常因「膝蓋關節痛」而擔心是否「膝蓋骨不好？」實際上，骨的老化是左右同時進行，但常因某一邊的血液循環不好而使一邊的膝蓋發生疼痛。於是形成一隻腳痛，另一隻腳較好的情況。

根據調查資料顯示，正常人的腳和會痛之人的腳，血液循環的流量有明顯差異。

血液、體液循環如果正常，則為健康狀態，但若某處循環不順，就會連帶使其他地方發生病痛，對人體造成傷害。因此和血液、體液循環關係密切的雙極療術益顯重要。

接著為大家介紹消除膝蓋疼痛、促進身體血液流暢，且一個人隨時隨地能做的雙極療術。

首先坐在椅子上用整隻手掌蓋住膝蓋，然後張開手指，從拇指到小指依序按周圍的神經穴道。因為膝蓋周圍密集著無數個神經穴道，所以按何處都可以，不

消除膝蓋疼痛的雙極療術要點

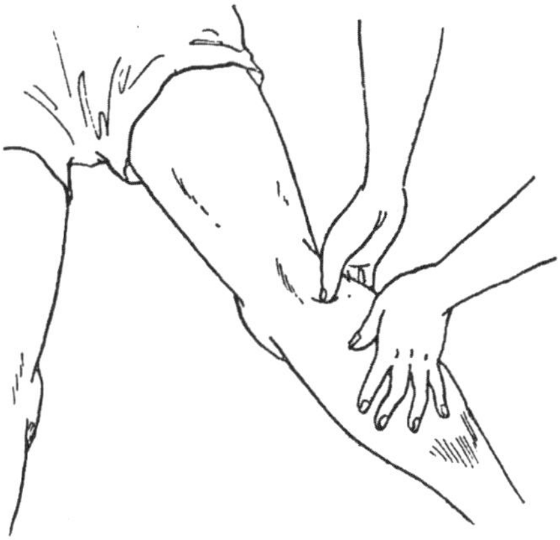

①輕輕地按小腿肚並刺激腓膝。

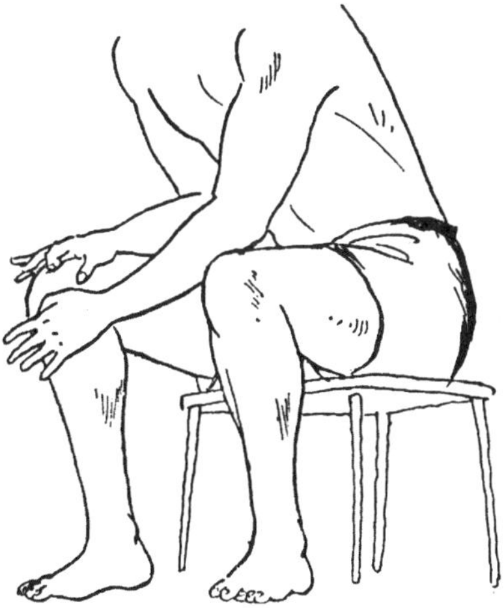

②手掌放在膝蓋上，五指總動員壓迫附近的神經穴道，另一手刺激上觸。

過按時要五指總動員。

接著再慢慢刺激兩腳的三泉、膝委，連續做兩、三天即能減輕疼痛，一週後完全不痛了。對於身體中血液循環不好的部分，亦能使其恢復暢通。

人們往往只注意到雙極療術的速效性，其實最重要的還是耐心，千萬不可因一時的解除疼痛就以為全好了。應繼續做下去把症狀發生的原因斷絕，根治才是主要的目標。每天都做雙極療術才能贏得完全的健康。

在日常生活中安排雙極療術，能預防身體各部位的疼痛。尤其是上了年紀的人，身體某些角落常會血流不暢，如果每天做雙極療術，即可避免這種情況的發生。而且坐下來就可以做，比體操更簡單，效果更大。

對於膝蓋疼痛的人來說，入浴時泡在浴盆的熱水中做，效果更大。因為熱水能促進血液循環，且由於水壓的緩衝可使膝部伸屈的疼痛減輕。

此外，因為彎著膝坐在浴盆中，所以膝蓋比坐在椅子上時更靠近身體，刺激生死穴道及膝周圍的神經穴道更方便了。如果壓迫腳韌帶及裏韌帶的神經穴道，坐到浴盆邊緣，把腳伸進熱水中即可。

以裏韌帶為中心的雙極療術

長時間站立或穿新鞋走路的人，當天通常會感到膝蓋疼痛及兩腿無力。這是因為站立及走路時，全身的重量都由雙腳支撐，腳的負擔增加，於是身體中的血液便降到腳部停留在此。因此血液循環不良，引起全身的疲勞。所以白天過度使用雙腳的人，常發生晚上睡不著的情形。

如果覺得白天用腳過度，可在睡覺前施行下面介紹的雙極療術，保證很快睡著。這雙極療術是以裏韌帶為中心來做。

治療腰痛的雙極療術，曾經使用過大腿外側的韌帶。裏韌帶則在與其相反的一邊，它是位於大腿內側與膝蓋之間的筋，在此密集著神經穴道。不管是坐或是站，自己都很容易刺激到這地方。

在這必須用三指壓迫、「鬼拳」或「返拳」刺激。鬼拳和返拳都不是用手指按，而是握拳後，前者以食指第二關節，後者以拇指關節壓迫裏韌帶。

刺激的方法為使用左手鬼拳，對左右腳的裏韌帶壓迫從腳跟到膝蓋以三公分為間隔。上面部分輕點，愈接近膝蓋愈用力，上部幾乎不痛，愈近膝部愈痛。右腳也是同樣作法。不過左右腳的用力度有別，較疲倦之腳與不痛之腳的比例為六比四。

然後用返拳按外側韌帶，先從上部到膝蓋，再從膝蓋到上部，反覆三次，此時裏韌會感到舒服，也可兩腳一起做，只要刺激了裏韌帶及外側韌帶，腳部的血液循環會逐漸恢復正常，身體也會感到有點熱。

用三指壓迫的作法也是一樣，依裏韌帶、韌帶的順序分別以強弱加以刺激即可。等到腳感到舒服時，再做生死穴道療法。

先用右手拇指刺激右腳的三泉（膝蓋外側的上部），用左手在右腳的裏韌帶，從上部到膝蓋以鬼拳或三指壓迫刺激。接著用右手拇指維持按三泉的狀態，左手拇指刺激上觸，然後用三指壓迫刺激腓膝。上觸多少會感到有點痛，腓膝則一點都不痛。

做完上述步驟後，依上觸、三泉的順序做回來。左腳也是一樣的做法。剛做完雙極療術時，手指壓迫的部位似乎有點餘痛，不過隨著時間的經過，會逐漸感

消除腳部疼痛疲勞的雙極療術要點

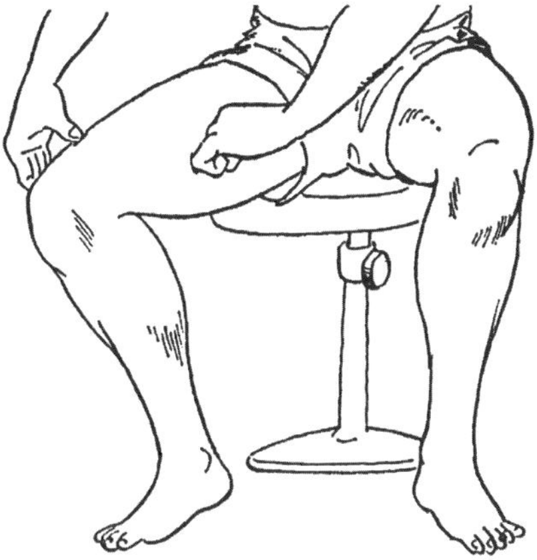

①用高座拳壓迫裏韌帶，再刺激五個生死穴道。

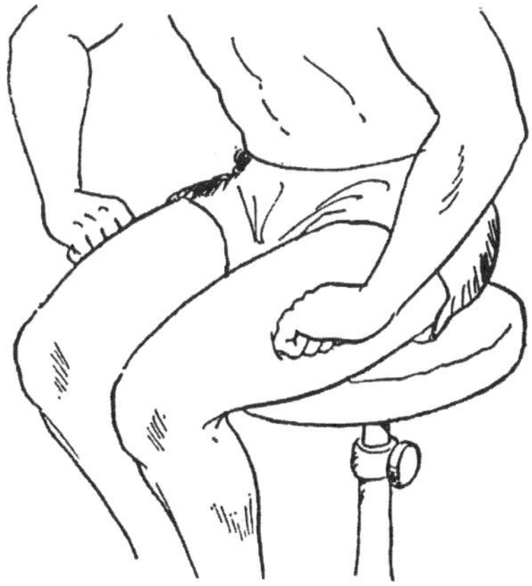

②對雙腳從腰部到膝蓋的外側韌帶，慢慢地多壓幾次。

到舒服。這也是雙極療術的一大特徵。

一般人在腳部疲勞時，常用手指按腳底或踩青竹片。因為腳底有很多神經穴道，所以這種作法也有少許的效果。不過，只能暫時消除疲勞，並不能完全治好。

採用生死穴道及神經穴道療法的雙極療術，才是根本治療之道。使用上述介紹過的做法，才能完全根除腳部疲勞、疼痛的原因，雖然有點痛，但效果佳。

預防及立刻治好小腿肚抽筋的方法

常有人晚上睡覺睡得正舒服時，突然小腿肚抽筋而痛得跳起來。連話也說不出來，只是拚命揉已經痙攣的小腿，想藉此減輕痛苦。

事實上，再怎麼鍛鍊你的小腿，只要肌肉過度負擔，還是很可能發生抽筋。

修行者拳者，有時為了訓練，也常使用以一腳為軸一腳踢的足技，而使小腿肌肉的負擔增加。如果訓練過於激烈，當天晚上也會發生小腿肚抽筋的現象。

或者當天走路比平時多、做激烈運動，也會造成小腿肚抽筋。尤其是喜歡游泳的人，在冰冷的海水裏，最容易因小腿肚抽筋而發生危險，所以下水前的暖身運動十分重要。

一般對於小腿肚抽筋的處理法是，用手彎曲腳拇趾至腳背，再彎到腳底，來回多做幾次很快就好了。

但是，因為長時間走路或使用平時不用的肌肉，而在半夜中突然小腿抽筋時，人們往往睡得迷迷糊糊，而無法將應急措施做好。所以現在為大家介紹，不管做了多激烈的運動也不會發生小腿肚抽筋的雙極療術。

施行這雙極療術在運動或工作前後做都有效。如果覺得當天做的運動比平時多，在睡覺前花個十分鐘，坐在椅子上或在床上仰臥施行雙極療術，也有相當的效果。

怎麼做呢？先做神經穴道療法。用鬼拳慢慢地刺激雙腳的韌帶五分鐘。如果仰臥時上半身要立起，右膝亦立起來，用右手壓迫大腿外側的韌帶，如此可使僵硬的肌肉鬆懈，促進血液循環。

接著做生死穴道療法。右手拇指壓迫膝委，左手在小腿肚由上往下按。雙腳

預防小腿肚抽筋的雙極療術要點

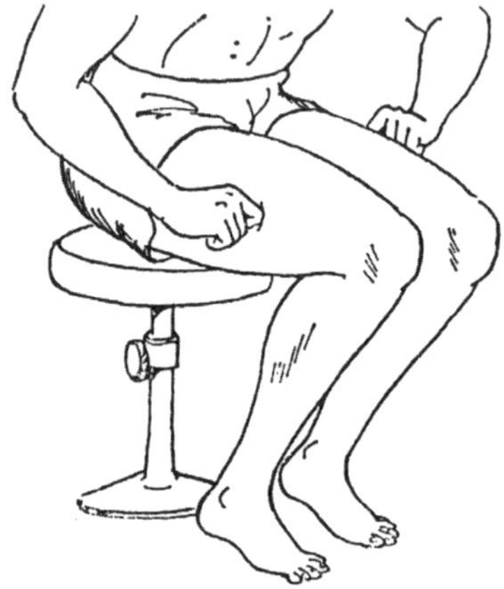

①用鬼拳壓迫腳部的韌帶。

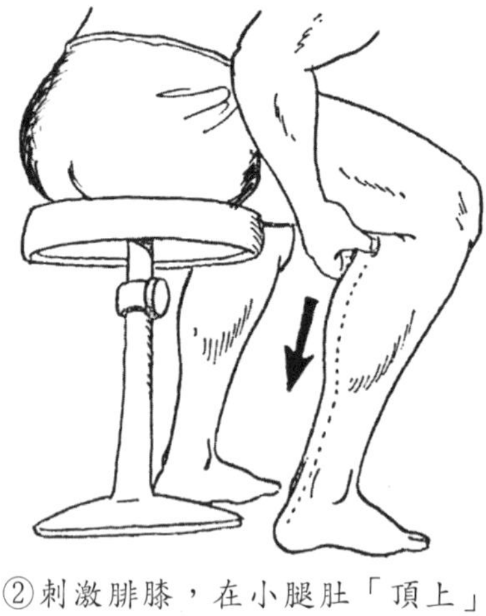

②刺激腓膝，在小腿肚「頂上」的線，從上往下用拇指壓迫。

都是同樣的作法。這樣應不會太痛，第二天醒來保證覺得舒服。

如果突然使腳部做了不常做的活動，為免突發性的抽筋，最好自己會做雙極療術的預防法或處理法。

每天因為各式各樣的病情到醫院治療的人很多，這些都是沒有照顧好自己身體的結果。不過，有些問題犯不著到醫院診治，應是可以靠自己解決的。例如小腿肚抽筋，而雙極療術即是自己能做的最恰當治療。

雙極療術及改善飲食生活來根除痛風

前些日子，有個人因為膝蓋痛來找我。他說，之前曾去醫院檢查過，可是找不出原因，醫生只說可能是運動不足引起的。於是他試了各種運動，但仍無效，疼痛還是沒有治好。

我第一次看到他時，他有點肥胖，所以也懷疑可能是運動不足而使膝蓋無法支撐過重的上半身。可是，當我們談到他的飲食生活時，我開始認為可能是痛風造成的。

痛風在過去是屬於帝王病的一種，只有富裕的人才可能發生。可是到了現代，則是常吃高熱量速食者極易患的現代病。通常病人血液中的尿酸值高，而多餘的尿酸會沉澱在關節處。嚴重的人會關節紅腫，同時有激烈的疼痛。因此，痛風的原因並不是關節痛，而是飲食方面的問題。

雖然雙極療術有很好的療效，但對由內臟疾病引起的痛風，則無完全根治的方法。

不過使用此療法仍可消除腳部的疼痛，只要在膝蓋周圍的神經穴道及腳部的五處生死穴道同時做雙極療術即可。

前面提過，痛風是飲食不當引起的現代病，但飲食生活不只和痛風有關，和我們的健康也有密切的關係。在日常的飲食方面應儘量少吃豬肉的脂肪。脂肪雖然也是人體必需的營養素，但在現代，從別的食物也可攝取到足夠的量。而少吃動物性脂肪可避免動脈硬化的發生。

有些人說飯後喝杯烏龍茶能溶化體內的脂肪。我雖然不太了解烏龍茶的確實效用，但喝茶的人的確很少痛風。

像痛風這種因為飲食不當引起的現代病，有愈來愈多的趨勢。也有不少人因為高熱量的飲食而引起膝蓋的疼痛。有人說現代人的腳較長，事實上，裏頭的健康卻更差。

構成人體的基本要素為細胞，給它活力的是營養素。而維持五大營養素糖、脂肪、蛋白質、無機質、維他命平衡，即可保持健康。水雖不是營養素，但也是維持生命不可缺少的東西。

為了維護我們的健康，平時即應注意自己的飲食習慣。痛風及腳容易疲倦的人更應努力改善自己的飲食生活。

歐美首先提倡節食及禁菸的說法，最近又有人提出少用鹽的飲食療法。由此可知人們對健康的看法、角度愈來愈多，層面愈來愈廣。

吃，是健康的基本，活力的來源。只要在每天的生活中稍微注意吃的均衡，即可過著健康快樂的人生。

治療痛風除了雙極療術外，飲食生活的改善亦是重要的一環。規律的生活、均衡的營養才是根治之道。

過度鍛鍊膝蓋有害健康

過去人們一直認為兔跳可促進膝蓋的強壯，因而從學校體育到職業運動員，都採用此法鍛鍊。可是後來經人研究，發現過度兔跳會引起膝蓋積水。於是全面停止了這種訓練方法。

對於肩部、腳部，經過肉體訓練法後，很明顯的可看出成果。因為那些部位有很多肌肉，多運動即可增強肌力。但是膝蓋的肌肉少，鍛鍊也不會有什麼效果，所以這部位實際上是無法鍛鍊的。

此外，不只是兔跳，過度的連續運動也會傷害膝蓋。過去曾有位女性因膝蓋積水而來找我。她是個職業婦女，年紀不過二十出頭，是某公司的籃球隊隊長。她說前一陣子，因為練球時的訓練使膝蓋慢慢地腫起來。感到有些不舒服便到附近的醫院檢查。醫生只為她抽水並要求她不可過度的運動。

水抽出後，暫時感到舒服，可是只要稍微做點運動，膝蓋又馬上積水，只好又去醫院抽水，如此惡性循環下來，最後連走路都很困難。

這種膝痛的確很麻煩，不好治癒。因為很多人會因為痛而不敢動腳，於是膝痛便更惡化了。而雙極療術不用抽水即能止痛。但等疼痛治好後，要認清自己膝蓋的狀況，控制生活的規律，從身心方面著手治療。也許要花點時間，不過這才是最確實的療法。

膝蓋並不一定愈強愈好。譬如奧運選手，要求的並非膝蓋的強壯，而是柔軟度。所以鍛鍊膝不如鍛鍊腰，只要腰部強壯，包括膝的下半身亦會強壯。

消除腳部疲勞的「壓體法」

游泳、打網球、登山等運動常會過度用腳，因此當天晚上或第二天，多數人都會感到腳部很疲勞。但只要是十幾、二十出頭的人，睡了一晚，第二天大半會恢復過來。不過，隨著年紀的增加，恢復能力愈慢。

為了提早恢復，可做適度的體操，使僵硬的肌肉鬆弛。如果以為腳部已經很疲倦，所以儘量不動，反而會使疲勞拖得更久，恢復得更慢。

運動前的準備及運動後的消除疲勞皆有其必要。準備運動能使體溫上升，促進血液循環及大腦活動。心肺機能的負擔減少，可防止運動傷害的發生。運動後做些消除疲勞的運動，能壓制體溫的急速下降，故可減輕疲勞。

以馬拉松跑者為例，他們在跑前一定會先活動一下筋骨，動一動手腳，跳一跳，然後才開始跑。到達終點後也會多跑一段距離，以調整呼吸，幫忙消除疲勞。當然也有些跑者，跑得筋疲力盡而倒下，不過，能做消除疲勞的運動，儘量做，總是有益處的。

腳部的「壓體法」對於消除腳部的疲勞極為有效，接著介紹三種方法：

①先放低腰部，一邊膝蓋彎下，另一腳往旁邊伸直。左右交替做五次即可。最近流行的伸展運動，也有類似這種動作的步驟。不過，「壓體法」的特徵是手只要自然下垂就可以了。如果做不好，也可二手交疊或放在地上。但是注意不可將手放在膝上，若如此做，「壓體法」生死穴道的「壓」效果會減弱。

施行的要點為上身挺直，一腳的膝蓋彎，另一腳的膝蓋不可彎。

②盤腿坐在地上，右腳放在左腳上，二手抓住右腳尖向身體拉，拉到右腳跟能貼到左腳大腿的程度效果最好。關節較硬的人膝蓋會立起來，要儘量使其靠

自己能做的「腳的壓體法」

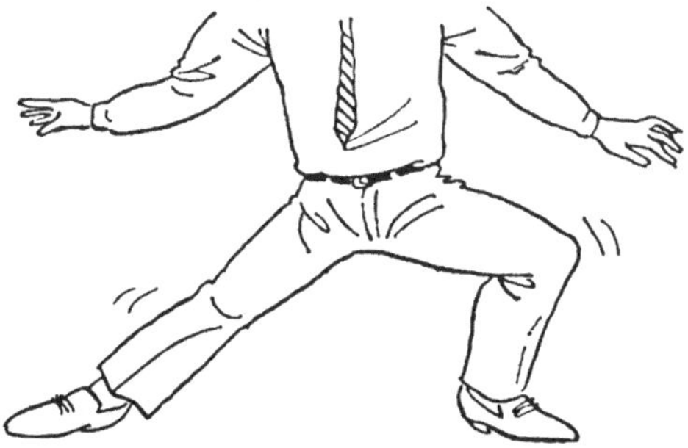

①雙腳分開，手不碰膝，膝蓋左右輪流深深地彎下去。

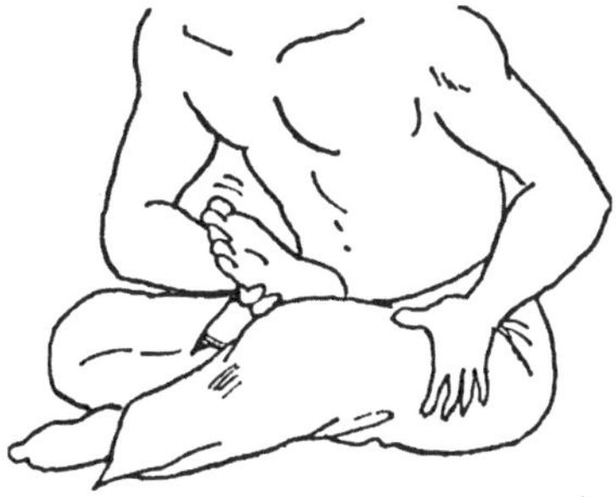

②盤腿而坐，把放在大腿上的腳踝向內側彎。

③邊走路邊用手指或鬼拳放在大腿外側韌帶上的一點。

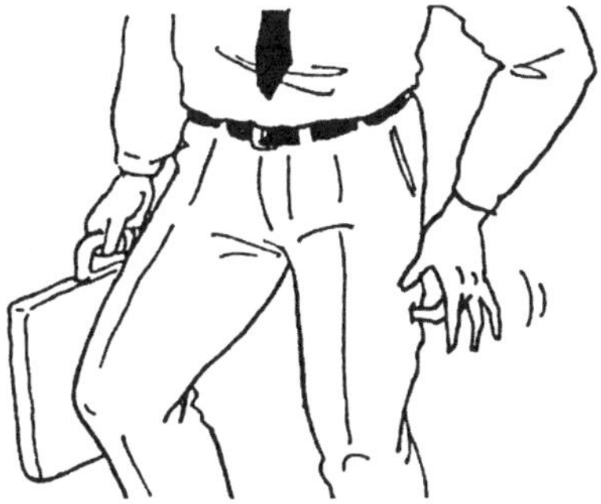

近地面。右腳做完後，改放左腳在右腳上，做同樣的動作。左右交換重複五次以上。注意要使大腿和膝蓋儘量的貼緊，腳部的生死穴道自然會受到刺激。所以做完這運動後，腳會感到很輕鬆。

③能邊走邊做的「尋找穴道的運動」。這是利用走路時將拇指或拳頭輕輕地放在外大腿肌肉上。前面曾提過，大腿外側肌肉上有三個生死穴道，在這「尋找穴道的運動」中，並無讓手指正確地按在生死穴道上的必要，只要站立時，雙手自然下垂時，在指尖能碰到的大腿外側肌肉上，輕輕地按就可以了。

按時不必太用力，因為平時走路的震動即可加強手指力量，腳部的生死穴道自然會受到刺激。因此使用此法亦可達到消除腳部疼痛、預防疲勞的效果。故大家不必特別做運動，只要在平時走路時稍微實踐此法，即可收到不錯的效果。

腳部感到疲勞時或運動後，從以上三種運動中任選一種，或全部都做，很快就可消除疲勞。只要配合自己當時的情況做即可。

自己的健康要由自己來維護，以上所介紹的三種壓體法都是自己能做的，希望大家都能學會並好好運用，對自己的健康將有莫大的助益。

下篇

深層冥想法

下篇由小林英夫著・柯素娥譯之

《五日就能改變你》擷取改編

1 你的內在有無限的潛能

創造出α波

人的內心，包含有意識（表層意識）的部分及無意識（深層意識）的部分。深層冥想法，是將無意識的意識（也就是深層意識）自由自在地加以控制的一種技法，從深層意識解除壓抑及糾葛，將一直潛藏著的能力開發出來。

瑜伽術及坐禪便是以控制身體來控制心理的想法為基礎，以正確的姿勢開始，心靈保持寧靜平和，引導到自然的狀態，經過如此的考究，達到身心的平衡。深層冥想法也是一樣。但瑜伽及坐禪狀態時的冥想狀態，和深層冥想的冥想狀態，腦波都表示了同樣的波狀。

腦波是在頭上放出約小指大小的電極，將它導引到腦波計上，予以增幅並記在記錄機上，成為波形的曲線出現。腦波計所出現的人類腦波，依照頻率可區分為四種。

通常，閉上眼睛安靜下來時的腦波，便是所謂的 α 波。比它更活潑的腦波稱為 β 波，出現在眼睛睜開或心算的時候。比 α 波更慢的腦波是 θ 波及 δ 波，θ 波是有睡意即將進入睡眠狀態時的腦波，δ 波是在熟睡狀態時的腦波。

如果進入冥想狀態，白天時活動的腦波呈現 β 波，而朦朧狀態則可測出 α 波，α 波是覺醒狀態時的腦波，也就是白天的活動狀態及睡眠狀態的中間，人在 α 波出現時，心靈便出現安適而鬆弛的狀態。

比方說午睡即是一例，比較長久的睡眠，只有三十分鐘打瞌睡的朦朧狀態之後，更能使人清醒過來，恢復上午的疲勞。

也就是說，α 波是一種做夢狀態，而深層冥想法正能創造這種狀態，有其不可思議的力量存在著，成為不易解開的謎。

從表層意識要改變為深層意識，正如腦波所顯示的，只要在朦朧狀態時帶進身心即可。

冥想狀態時的腦波，表示出 α 波，朦朧狀態，因此，心靈的安適等於先得到身體的安適。

身體一旦得到安適，心靈也能有安適之感。解除心中的緊張後，身體也合為一體，被誘導到深層冥想法，提高潛在能力。

自卑感壓抑了潛在能力

一般來說，自卑感強烈的人會具有下列的性格特徵：①心地狹窄，②內向，③獨斷及偏見，④被暗示性較強，⑤完美主義者。

這類型的人話不多，且眼睛稍微低垂，對人總是由下往上看，不敢正視，交談也多半以否定的話句開始，不會改變自己的說法，或修正遣詞用句，充分表露獨斷及偏見的態度。

我說到冥想的效果時，他們可能會回答：「對我來說很難，但似乎能勉強一試。」顯示沒有自信的心態。

如果能改變一下說法，肯定地說：「我有自信能增進冥想的效果，現在我有信心，無論如何我想試試看。相信自己，任何事情都是可能的。

在這樣的一問一答中，很容易顯現出一個人的性格，而個人的心態如何，會話的內容也會隨之改變。

自卑感強烈的人，因為只從負面來看自己，行動也變得消極。但因為他們會用心思考細微之處，採取冷靜沉著的行動，所以失敗的情形也相對減少。

俗語說：「天生我才必有用。」這是說明每個人都至少有一項優點，究竟要向著自己的優點，還是被缺點所束縛，拘泥於這不利的一面，兩者的結果截然不同。一開始便看缺點的話，只有徒增自卑感而已，認為「反正我做不到」，如此一來，便無法將潛在能力激發出來。

首先，認為自己有好的一面，從這樣的想法開始，自卑感中獲得解放。然後肯定自己的優點，將隱藏在深層意識中的能力不斷表現出來，如此就不會再感到自卑感了。

想克服自卑感的人，深深地進入冥想，將自己解放即可。

冥想時，回顧過去，回想小學時代被老師褒獎的事蹟，儘量想一些愉快的回憶。那些令人有優越感的表現，正表示自己有某些比別人優秀的地方。而想要看清事情真義、瞭解真相的眼光，並不是從正面（有利）或負面（不利）的方面來看，而是以零為基準，努力來審視自己。對於正面的事情，應坦直地肯定。

要知道自卑感只會阻擾你，無論如何應培養自己，成為積極的人，能乾脆俐落從事工作。

以丹田呼吸法使深層發生作用

對自己所具有的能力，能全部掌握的人，可說是絕無僅有。曾經看過、聽過的事情，現在雖然想不起來，但它們會累積在人類的深層意識中。

換句話說，深層意識有自己所無法預料的卓越能力隱藏著。然而，無論我們使用任何手段都無法打開其神秘世界，以致無以完全發揮作用。

深層意識中，隱藏了你所不知道的「寶貝」，豈有擱置不管的道理。

現在正是讓你發揮「沉睡」的能力，大大加以活用的時候。

我們常說有一股看不見的力量在支撐著自己，但那幾乎都是來自深層意識的力量，因為是自己無法意識到的力量，所以只能說它是一股無形的力量。因為來自「自己能做得到」的思想力量，無形的力量便被喚起，且更進一層打開了深層意識的門扉。

深層冥想法不僅可治療壓力及精神官能症，更可將在沉睡中自己內在從不知道的能力，一一激發出來，提高自己的能力，大大加以活用。

要做到這點，只要每日三次，繼續三個月以上即可。

讓身體鬆弛，靠著丹田呼吸法的力量，進入冥想狀態，愈深入便愈能湧出自己所不知道的力量。

所謂能力，並不是現在所能做到的全部，我們往往在緊要關頭或突發狀況時，才發現某種不可思議的潛力，解除了危急的場面。既然潛力稍加努力便能激發出來，我們自然不能讓它繼續沉睡。利用深層冥想法，無論如何請你發揮最卓越的能力吧！

如何解除精神管能症

世界上有一種特別容易急躁的人，若指導他依照深層冥法的步驟慢慢穩定心情的方法，便立刻問說：「有沒有立刻就能做到的冥想法？」好像我實在不大願意傳授，露出懷疑的眼光。

儘管我解釋：「不是這樣的，要有更深入的冥想，需要一些訓練。」但已經有所疑問的人，很不容易讓他瞭解。

相反地，這種類型的人雖明瞭訓練的重要，但因想儘早解除自己的煩惱，擺脫痛苦的糾纏，才會要求立刻就能學會的冥想法。

冥想法若能每日持之以恆地施行，一定可以解脫煩惱的束縛，如此樂觀主義的想法絕對不是幻想。冥想可說是喚起本能性能源的方法，這能源即是我們的潛在能力，能使我們依照自己的喜好而行動。

靠著理性，平日被壓抑的本能原本具有的力量，利用冥想恢復原有的力量。

利用冥想，喚醒沉睡在潛在意識中的古老經驗及事物，再度體驗一次，發現不知不覺中所陷入的糾葛，尋求解決的線索，這並不是沒有可能的。

因此，精神官能也能靠著冥想來治癒。將自己想做的事及想完成的願望加以冥想，對自己本身加上力量。

比方說，社會生活尤其是公司是以理性所組成的世界，它扼殺了個人的本能及感情，也唯有如此，才能被認定為有能力的企業人士。

但是，要控制自己的感情，也等於對自己不斷累積壓力，當無法發現解決問題的線索時，便形成精神官能症，引起頭痛及肩膀酸痛。

此時，「應該設法改善」的焦急心情，以及無氣力、沮喪同時逼進過來。如此一來，不要說工作及家庭，甚至自己本身也會毀滅，可能變成如此的結果。

在變成這不幸的結果之前，平常應將心靈解放，凝視著人際關係，重新掌握機會才是最重要的。

因為你是一個優秀的上班族，平常就需有這樣的心態。

能夠平步青雲、步步高昇的人，多半具有認真、按部就班的性格，但這種性格的人，在公司內會感到心理負擔非常沉重。

・精神官能症的自我檢查法

像這樣的人，尤其必須在平常注意檢視自己的心理狀態。

於是，列舉了以下的檢查項目：

①經常嘆息。

②突然臉部表情扭曲起來。

③眼睛疼痛，在燈泡的周圍看到彩虹般的東西。

④突然引起氣喘的症狀。

⑤常會抱怨「疲勞極了」。

⑥傍晚會感到頭痛。

⑦常自言自語。

如果發現自己有上述的現象，就要特別注意，立刻施行冥想法，不去理會的話，極有可能導致重症。

對這些症狀非常管用的，便是利用下面的冥想：

將眼睛閉上，想像自己的眼前有黑板，在上面描繪動物，看看畫了什麼動物？例如，以狗來說，你所畫的狗有什麼樣的表情？是笑的狗，是哭的狗，還是憤怒的狗？……。接著，閉上眼睛的情況下，慢慢學那狗的表情，在這當中，狗在每一種表情中肉體究竟處於何種狀態，多少能瞭解一些。

到了這地步的話，在想像中已經變成了動物在活動著。那麼在公司中又如何？不妨想像一下，公司裡的人都是動物。這些動物究竟做什麼的動作，如何來對待你，你又以什麼樣的態度對待他們？

・以客觀性觀點檢視自己的訓練

最後，以客觀性觀點來看想像的動物，有什麼樣的模樣，做什麼樣的表情？在這裡將冥想結束。恢復自己本身，必須以客觀性觀點來看你所想像的動物。如此一來，對於自己做什麼動物才好，應該就能充分瞭解。

施行如此的冥想法，可以明瞭自己真正的感情。一旦先有所明瞭，就能避免可能來臨的麻煩，也能控制自己的感情。首先應瞭解自己本身，才能治療精神官能症。

如上所述，利用冥想展開自由的想像，早上一醒來，描繪自己在高原躺下的情景，中午則利用公司的午休時間，盡情神遊無人島。

將自己置於冥想中神遊，培養客觀性的眼光，將它作為下一個使自己衝刺的能源。

憂鬱症也是這樣治好的

憂鬱症是必須考慮遺傳因素的精神疾病，但目前上班族是佔最多數的患者，其原因不外來自工作上的壓力。

憂鬱症會出現頭痛、失眠、食慾不振及目眩等身體上的症狀。患者多半服用頭痛藥或維他命，想依賴藥物減輕症狀，事實上，如此做反而使憂鬱症愈加嚴重，造成不幸的後果。

因此，還是儘早察知這是「心理疾病」為妙。

要做到這點，應經常檢視自己的精神狀態，以下便將檢視的要點列舉出來，如果自己有六項以上的人，就要考慮是否得了憂鬱症，儘快施行冥想法。

①一直想著某件事情，焦慮、煩躁。
②容易變得不愛說話，異常的溫順。
③容易失眠，腦筋不清楚。
④沒有自信，常有不必要的擔心。

⑤不注意服裝，變得邋遢不潔。

⑥工作的效率降低，小錯誤不斷增加。

⑦常自言自語。

⑧對近親者的體貼之心消失無蹤。

⑨酒醉的情形和以往不同。

⑩香菸的量增加。

⑪沒有特別大的理由，卻考慮要轉職、辭職。

⑫變得比較浪費。

那麼，現在讓我們看看實際的案例：

T先生（四十五歲），他在某中堅貿易公司任職課長助理，正一步步邁向平步青雲之路，他將被派到某一國家的分公司擔任經理，全家必須移居到國外。這是光榮的晉陞。

在國外二、三年的生活大大不方便，且回國後總公司經理級的位子會等著他。他自誇地說：「我也覺得自己很認真，一直努力到現在。」被稱為「工作狂」的T非常興奮。

然而，二個月後一切的理想抱負似乎都落空了。

他認為原因並不在於自己，所有的幻滅都要歸咎於公司內的決策，T先生所受的打擊極大，全身的力量彷彿突然消失殆盡了，每天過著極度沮喪的日子，連自己喜歡的象棋，也沒有氣力去下，常常為了恢復年輕而勤練的網球，也不再去打，喝酒時也覺得難以入喉。

T先生逐漸感到身體狀況的惡化，到醫院去檢查，醫生只說是過度疲勞所致，往返醫院約二個月，但絲毫沒有改善的跡象。

到公司參加會議也對發言感到痛苦、工作無法專心，他開始不安起來，懷疑自己是否患了精神官能症。

終於第一次到精神科接受診斷，從醫生的證實，得知自己是患了憂鬱症。

T先生在醫院中被建議施行自律訓練法及冥想法，到我研究所時，是他榮升以後半年的事情。

空巢性憂鬱症——T先生的案例

憂鬱症以中老年年齡層的人居多，通常對工作認真相當容易罹患，在社會上佔有一席之地的人，反而容易有此病症，所以特別引人注目。

責任感強、工作能力高的人，喜歡一切依照秩序行事，一切都必須條理井然。而這種自我要求有時反而招致災禍，使自己的生活秩序大亂，如此便容易陷入憂鬱症的情境。

T先生的情形，可以稱為「空巢性憂鬱症」，在此狀態下，無形中容易累積精神上的疲勞，以駐在海外的失敗為契機，症狀一下子顯現出來。

像這種憂鬱症的症狀，首先必須暫時離開令人目眩的工作，解放自己的精神，變換環境，然後再重新出發。

以自由聯想進行精神解放之旅

T先生因為提出停職申請被批准了，正準備變換環境，好好紓解一下身心。我勸他遠行一趟，無論寺廟、山上、海邊都好，可以放鬆心情倘佯於大自然，不用想工作的事，只要每天散散步、呼吸新鮮的空氣即可。總之，先決條件是過著憂鬱的日子。

同時，初期的憂鬱症比較容易進入冥想狀態，我讓他想像自己浮遊於宇宙空間的情景，進行冥想法的治療。脫離同溫層，以綠色地球為背景，目標向著月球的凹洞而浮遊，遊到水星、木星、土星，而又從太陽系遊到銀河系。

另外，利用自由聯想從事精神解放之旅。

過了一年半，很遺憾地T先生無法回到公司，事實上，不如說是T先生自己不希望回到公司。因為即使能回去，有一年以上的時間他離開了原本的工作場所，已無法適應以前熟悉的環境，會再度被壓力所襲擊，他基於這樣的想法，便沒有再向公司報到復職。

目前，T先生利用在貿易公司任職的經驗，成功設立了一家市場調查研究公司，業務蒸蒸日上，他又從工作中重拾以往的信心及活力，表情變得十分明朗。

禁菸後便可一路晉陞

美國的「晉陞讀本」中，都將「禁菸」列為「減肥」一項重要條件。

在二十一世紀的今天，人們都已認識到香菸對身體的危害，公共場所都已推行戒菸運動。抽菸除了對自己有害，二手菸也是最不受歡迎的。以前電影的男主角似乎都要會抽菸，且在鏡頭前擺出很瀟灑迷人的樣子，以吸引女性觀眾。

但是，現在電影的男主角可以不必抽菸了，那是因為「抽菸」已代表了一種不好的形象。因此，香菸的廣告已被許多國家排拒於媒體之外，但仍有少數國家的廣告業者，使用這些被拒絕的廣告，姑且不論業者的不肖手法，香菸被人們視為有害物質而逐漸厭惡，已是不爭的事實。

各位也知道，「禁菸」兩字在每個公共場所四處張貼著，以提醒大家。

無法戒菸是意志薄弱的表現

首先，你要好好認識這項事實，如此一來，自然能湧起「一定要戒菸」的心情，如果無法下定戒菸的決心，你可能就會被貼上以下的種種標籤：「沒有意志力」、「沒有體貼別人的心」、「被社會所隔離」、「懶散的人」、「不重視外表」，一旦被貼上標籤，想要扭轉形象，便難如登天了。

即使別人不說出來，但如果你抽菸影響了周圍的人，你的上司甚至情人一定會有上述的幾種印象，對你的評價大大降低。

在抽菸之前，先將這種情況深深刻劃在心中，那麼你就能有所節制。

香菸的害處

接著，將香菸對健康不好的資料，一一刻劃在腦海裡。

①香菸的煙霧會傷害支氣管及肺。

②焦油會致癌。

③尼古丁會使血液的流動減少，提高血壓。

④由於③使心臟的負擔加重，引起狹心症的發作。

仔細考慮以上的事情，如果自己罹患這樣的疾病會有何種情景？浮現在眼前看看。如此一來，便可發覺「香菸是有害的，必須早日戒菸才行」，有強烈的想戒菸的心情。

香菸的暗示

雖然建立了戒菸的正確觀念，但仍有人不免猶豫不定，這便是實際的情況。

因此，不如先放棄「無論如何必須戒菸才行」、「如何戒菸才好」等想法。

然後進行以下的自我暗示：

「無論何時何地，不抽菸也無所謂，別人抽菸我也毫不動心。」

自律訓練法的第四步驟

此時，不可思議地，你的內心出現了餘裕，態度比以往更輕鬆自如，於是請施行「自律訓練法」的第四步驟（二二一頁）。

在這階段的公式便是自我暗示：

「啊，呼吸非常輕鬆。」

也就是放棄理性對於生長新皮質的強迫性要求，如此一來，由於舊皮質具有強烈的潛在能力，理性會喪失控制能力。

然而，如果利用這方法，因為能使舊皮質發生作用，「想抽菸」的慾念自然減少。

在這種情況下，日數只需「三天」便可大功告成。第一天只抽三支菸，第二天抽二支菸，第三天抽一支菸，如此遞減下去，便能和香菸告別。

這方法在施行不久之後，也不再有菸癮的症狀出現。

臉紅恐懼症、視線恐懼症

在都市的貿易公司服務的B先生（二十七歲），他傾吐了自己的苦惱？

「高中時代，某次上英文課時，老師叫我起來唸課文，我在此之前非常喜歡英文，對英文的發音也很有自信。但那次被叫起來的前天晚上，我正好在籃球俱樂部練球，十分疲倦，完全沒有預習。且因為突然被叫起來唸課文，心裡慌亂萬分，唸得極不順暢，我前所未有地緊張起來，唸到一半便無法再唸下去，向老師坦承沒有準備不會唸。但是，老師覺得我和往常並沒有兩樣，而我往常都唸得很流利，他一定是誤會我和他開玩笑，責備我的態度。

此時，教室中鴉雀無聲，氣氛異常寧靜，我看到了我一直很喜歡的女同學K對我投以冷淡的視線，於是我再也說不出話來，彷彿快要喘不過氣，臉脹紅起來，手腳不停顫抖，沒想到自視甚高的我竟在眾人面前醜態百出。從此之後，對於和上司、同事或同學說話都會深感不安，害怕自己是否會遭到非難或批評，話還未出口，臉便先紅了起來。這樣下去的話，對工作會有妨礙，有什麼好方法能治好我這毛病呢？」

另一位C先生（三十歲），目前服務於汽車銷售公司，他是苦惱於視線恐懼症的一份子。

「我經常覺得好像某人注視著，兩人四眼交接。」

他又進一步描述自己的症狀：

「我經常擔心別人不知如何看自己，覺得很不安，心情常浮沉不定，害怕自己的眼光是不是給對方很厭惡的印象，看著對方的臉色，和上司交談也感到很棘手，搭電車也會介意前面乘客投來的視線，在電梯裡和人一起，更是害怕那種被人一眼看透的感覺，不知不覺地往下看。」

想像自己充滿自信的模樣

C先生的情形可說是典型缺乏自信的人，因為害怕在眾人面前出現，變得容易害羞，逐漸萎縮，更不敢和別人商量。然而，如此煩惱並不能解決問題，所以他下定決心到我的研究所來作諮商。

對B先生和C先生兩人的指導是，儘早從事深層意識法來解放深層意識。例如，對自己作肯定性而強有力的暗示，告訴自己：「我和別人見面很快樂，和同事交談也很輕鬆自如。被人注視並不在乎，精神經常都很愉快。」將這暗示好好深植於自己的內心，實踐它。

在冥想的狀態時，自己的心中如果能「自我對話」，在陷入冥想狀態的銀幕上，便能自己充滿自信的模樣。

他們由於深層冥想法的訓練，不僅解除了苦惱，往後每天都能信心十足地投入人群中，同事們也說：「他最近怎麼搞的，突然變成幹勁的化身似的。」而且業績也成正比不斷提高，上司更讚不絕口：「最近你變了。」

這一切的改變，都是深層冥想法所賜。

電話恐懼症、外出恐懼症

「聽到電話的鈴聲響起，便先愣住了，心臟感到痛苦。」

這樣傾吐苦惱的是服務於事務機器公司的女職員D小姐。大學畢業後，她便服務於這家公司，從事倒茶及接聽電話，這就是她被賦予的工作。

D小姐原本是非常活潑的人，她覺得自己很擅長電話的應對及和人談話。然而進入公司的第一個月的某日，她接到一通負責業務的S先生的電話。但打電話的對方一聽到S先生不在，也不等她確認對方的姓名，便立刻切斷電話。S先生不允許有這樣的錯誤發生，大聲責備D小姐：「沒有問對方的姓名，如果營業不順利，就是你的緣故。」D小姐不得不承認，自己確實只因為是一通電話，便看輕了它所可能產生的影響。

從此以後，每當一聽到電話響起，就害怕不知這次是否會發生錯誤，如此不安，過分緊張，連要說自己公司的名稱都會說不出來，而愈感到不知所措，心裡便愈不安，終於引起心臟的疼痛，覺得上班真是痛苦不堪。

掃除障礙物的想像

關於電話恐懼症的案例，以像D小姐這樣的新進職員特別多，雖然是被指摘小小的錯誤，但在寧靜的辦公室接電話時，好像每個人的耳朵都在注意傾聽，不能以穩定的心情接聽電話，這種經驗累積下來，就會陷入「害怕電話」的狀態。

因此，勸D小姐之外也患有電話恐懼症的人，應親自接聽電話。當然，對於那些對電話感到恐懼的人，要他立刻進行並非易事。於是讓她想起自己積極接聽電話的模樣，在冥想中想像那情景。

D小姐非常喜愛狗，就讓她採取冥想狗的影像——我帶著狗在山路中散步。突然，有很大的落石掉落下來，而狗被壓在岩石及斷崖的中間。狗哀叫著，我拼命推開石頭。岩石鬆動，掉落到谷底。夢中，狗快活地吠著，我竟能救牠一命，我救了狗！

將岩石這障礙物去除（等於去除電話恐懼物），這種想像非常有效。

接著，便是所謂的外出恐懼症。

這種病症很類似不安神經症，外出時或從家裡離開一步時，有了某種印象深刻、難以磨滅的經驗，便開始對外出感到很恐懼，長期將自己關在家裡。

舉例來說，外出時突然因貧血倒在路旁，從此便對外出很不放心，不安得不得了，每次外出都覺得很可怕。或是外出時被附近的狗吠叫、追咬，因而跌得四腳朝天、頭破血流。下次外出時便擔心自己會不會被狗咬而受傷，感到異常的不安，不敢再踏出家門一步。

聽來似乎有些「誇張」，但確實有人患了這種心理病症。

這種病症在別人看來，不免會以難以置信的口吻說：「怎麼會有人為那樣可笑的事而苦惱呢？」但對本人來說，卻是再重大不過的事。

的確，他們想得過多，煩惱過多，拘泥於某件事情的狀態中，無法超脫出來。作為預防之策，即使有令自己討厭的事情，工作上有了錯誤，甚至因貧血而病倒也不被拘泥，最重要的是不如將這些事忘掉。

為了做到這點，冥想時將討厭的情景不斷想起，彷彿電影的銀幕一幕幕放映著，而自己以觀眾的立場來看這些畫面。銀幕所接二連三出現的新畫面會一一消失，而你只是瞭望著它，追蹤著一個一個的情景，記住，僅止於瞭望而已。如此讓內心優游於這些情景，神遊其中。

繼續進行這樣的冥想，自然便能從所拘泥的事獲得解放。

自卑感恐懼症

身材矮小的女性經常必須穿著高跟鞋，偶爾抱怨說：「如果能稍微高一點就好，我真恨母親將我生得這麼矮。」

身材高䠷的女性卻又憂慮著：「身材這麼高，會被男性敬而遠之。」

她們儘量穿著低跟鞋，甚至因而覺得自卑。所以，每個人所具有的自卑感，便是如此奇妙。別人羨慕你的事，你自己可能非常無法接受。

我們首先必須知道，自卑感誰都會有，介意的人不過是自己本身罷了。不讓人看見自卑感，極力加以隱瞞，才會變成所謂的自卑感恐懼症。

並且對自卑感一旦介意起來，會不斷擴大下去，因為這自卑感就好像手上抱著巨大的石塊一樣，抱的人深怕不知何時會掉落谷底，如果鬆開抱著石頭的手，石塊就砸在自己的腳上，一定會非常疼痛。

因此，對於一直抱著的石頭抱著戰戰兢兢的心情，害怕自己稍有閃失而造成不幸，以致便無法將心思集中其他的事情上。

無需隱瞞將自己的一切攤開

Ｆ先生，也是為了這種自卑感而苦惱不已。

他服務於某外食產業的連鎖餐館，職位是店長，是個才三十出頭的有為青年，無論從什麼地方看都不應該有煩惱才是。

他在約一個月前升任為店長，在此之前擔任公司的經理，只需在店內指揮男侍者及女侍者即可，但自從擔任店長之後，日報表等事務性的工作，佔了極重的份量，而這些行政工作又是很枯燥無味的。

此時，他的自卑感初次擴大起來。

F先生不擅長寫字，自認為字體非常差勁，這便是他的自卑感所在。他之所以會選擇到外食產業就職，也是因為自卑感的作祟。

然而，因為現在每天都必須書寫文件，每天都感到不安極了，他苦笑說：「如果字能寫得漂亮一點，我實在是完美無缺的人。」他每想到寫字便焦慮起來，而只要一想到這裡，對於自己喪失自信的模樣感到非常生氣。

F先生的字雖然寫得稍小些，但能看得很清楚，其實他的字可說是好看的，一點都不難看。

於是，要他去除自卑感，培養自信，教他冥想，作這樣的自我暗示：

「我喜歡寫字，能堂堂皇皇寫出大字，我自己很喜歡文字。」

如此反覆練習，使這句話刻劃在深層意識裡。

同時，進行冥想時，讓他在腦海裡接二連三浮現小學時代所體會的優越感（例如繪畫比賽得獎、游泳比賽第一名、滿壘時打出再見全壘打等等），儘量想起往日光榮的事蹟，再次回顧當時的情景。

F先生在二個月間的冥想訓練後，說：「經理稱讚我的字寫得很漂亮呢！」

少林寺拳法的管長，第一代宗道臣曾說：「人的價值不是成功與否，而是視一個人能否從失敗中站起，捲土重來而定。」

將自卑感暴露在眾人面前也無所謂，抱持這種心態，自卑感自然能消弭於無形，成為你獨特的個性。

如何使肌膚變得年輕

人經過歲月，臉上就會起皺紋，樹木的年齡愈老，年輪便愈擴大，兩者的道理是一樣的。

肌膚年輕美麗當然是最美好的事情，但若是一個女性到了六、七十歲，孫子也有二、三個，卻一點沒有變化，和二十多歲的年輕女性沒有兩樣，臉上毫無皺紋，保持一張圓滑光潤的臉，寧可說會令人感到不寒而慄。相反地，明明是年紀輕輕的女性，卻滿臉皺紋，那也不是令人感到舒服的事。

皺紋是人無法偽裝的年輪，我們認為深深刻劃在臉上的皺紋，正是一個人的經驗及活著的證據，看了令人覺得安心，有了皺紋代表智慧的累積，應該受到敬重。

但任何人都希望自己能活得年輕，永遠保持一張不老的面孔。何況對美麗比別人加倍敏感的女性來說，隨著年齡的增長，年輕美麗的肌膚反而成為唯一的願望。

二十五歲可說是肌膚的分界點，電視廣告中，也有不少品牌的化妝品以二十五歲以上女性為主要的訴求對象，強調肌膚保養的重要。事實上，到了這年齡的女性，對肌膚的關注會變得特別敏感。

為了使肌膚保持年輕美麗，必須先檢視生活全體，作為評鑑。

向著目標邁進的人生是美麗的

首先，應問問你自己是否有生活的意義及目標？人活著就要在年輕時追求某種事物，向著目標邁進。沒有比一直往前衝刺的人，更令人覺得光輝美麗。經常保持適度的緊張，不會荒廢肌膚的保養，事實上肌膚本身是非常光潤引人的。

你是否經常熬夜？——當日的疲勞儘量不要累積下來，疲勞是肌膚的大敵。睡得很熟的夜晚，翌日早上立刻會感到很光潤，任何女性都該知道這項保養秘訣。

是否有快樂的談話？——有時能從心底大聲笑出來也很重要。雖然此時臉變得扭曲了，但並不是變得滿臉皺紋。開懷大笑寧可說是美容的一大要素，不過，大笑不能持續太久，應適可而止。

肌膚粗糙，覺得黯淡無光時，首先檢視以上各點看看，先從瞭解自己的生活開始。

接著繼續施行冥想法即可。讓自己鬆弛下來，解除身心的緊張，在深層意識裡不斷刻劃自己肌膚美麗而富有彈性的模樣，想像自己在牛乳浴缸裡浮沉的樣子也可以。

繼續施行三個月，你的表情就變得活靈活現，肌膚的狀況也能獲得改善。

俗說話：「使皺紋拉直。」這不是單指老人的肌膚可藉由生活方式變得年輕而言，也包含了向上心的意味。

要維持年輕的肌膚，有時向上心也是一項不容忽視的因素，而最重要先讓心情保持年輕，才能常保一股積極向上的動力。

治好便秘、生理不順

醫學上常說「快食快便」，這句話即表示了食慾及排便的密切關聯。

陷入慾求不滿或挫折的境遇時，人的食慾會變得更為旺盛，有時不顧一切暴飲暴食，比身體所能接受的容納量超過許多，將食物不斷填進嘴裡。如此一來，身體會感到沉重的壓力，引起便秘。

當然，有規律的飲食，攝取適度的水份及纖維質含量較多的食品，便可以避免便秘，但是，雖有積極的心態及正確的觀念，心理對身體的影響是我們所無法掌握的，當便秘出現時，可說是心理的壓力反映在身體上的徵兆。

而女性的煩惱則是生理不順的問題，其原因大部分來自壓力。女性的生理週期容易被心理狀態所左右，再也沒有比心理狀態影響生理更鉅大的了。

例如，只要稍有焦慮及不安，月經就會遲緩，姍姍而來，甚至一個月中來兩次或根本不來，引起生理的大紊亂。

女性至少都曾有過一次這樣的經驗吧。攝取含鐵分較多的食品，不要讓腰部受涼，便是預防生理不順的基本心理態度。

心裡有了任何糾葛，精神感到焦慮時，荷爾蒙會失去平衡，月經可能因此暫停，所以，心理健康也是改善生理不順的要點。

併用瑜伽術的姿勢

心理的安適直接攸關了身體的安適，荷爾蒙失去平衡時，可以預測到便秘及生理不順的發生。

遇到這些情況，併用瑜伽術的仰臥姿勢非常有效（關於瑜伽術的姿勢請參照二一二頁）。

生理不順時做鱷魚的姿勢最適當不過了。

鱷魚的姿勢使腰痛、生理不順及整腸的功能活潑化，而且也能提高美容效果。

至於便秘的治療，則有一種扭轉的姿勢。這是扭轉腰部使內臟的功能活潑的姿勢。在進行這兩個姿勢之間，為了鬆弛身心，可進行仰臥的姿勢。

做約十次的呼吸，等呼吸平靜下來後，儘量將手腳伸直，使它們呈緊張狀態後，又移到下一個姿勢。

這姿勢的重要性，不僅使身體完全鬆弛，心情也能得到解放。

採取這姿勢時，眼睛可半開或閉上，想像海邊、高原等令人優閒適意的大自然。

另外，撫摸腹部的動作也很好，可順便進行。

心情會愈來愈穩定，下一個姿勢無疑會更有效果。

便秘、生理之外，能調整自律神經的平衡，對各種神經症、歇斯底里、情緒不安等病症，都能一一解除。

以「丹田法」治療性無能、早洩

對男性來說，和性無能一樣煩惱最多的，便是早洩的問題。性無能和早洩的原因是相同的，也就是說，勃起是在心理鬆弛、副交感神經居於優勢的狀態下所發生，早洩則是交感神經居於優勢的狀態。因此，要讓性器勃起又要防止早洩，先要讓心情鬆弛下來，使副交感神經居於優勢的狀態。如此就不會發生早洩的現象，而能維持較長時間，確保男性雄風。

如果進行冥想法，保證你能隨心所欲地鬆弛下來，任何煩惱都能消失的無影無蹤。

S先生看來身體健壯，誠懇認真，給人的印象相當好，是位難得的好青年。但他有著性無能的煩惱。

S先生在二個月前和好友K先生一起喝酒，兩人趁著酒興一時興起想去洗泰國浴。S先生是個很規矩的青年，這還是第一次去那種地方，不過他興致頗為高昂。當女服務生幫他脫去衣服裸著身體的瞬間，說了一聲：「你好棒！」未料S

先生竟變得性無能。

自律訓練法的第五步驟

對於性方面，男性們煩惱最多的便是自己的性器是否過小？首先要聲明，百分九十九的男性都是庸人自擾，根本沒這回事，但大多數的男性會為了此事而煩惱。S先生初次進去的地方，被女性說「你好棒」，他知道對方是嘲笑他的性器過小，所以突然產生了自卑感。

這種程度的自卑感是微不足道的，如果進入冥想狀態，立刻便能解除。

S先生的情形只要三星期便能看出恢復的徵兆。

此時的冥想，便是利用自律訓練法的第五步驟，將意念集中在丹田，使此處產生熱氣，然後將熱氣向著自己性器來回移動，不久這股熱氣傳到性器，精氣便能集中在此處，可以明顯得到效果。

這方法對女性也很有效，已有數十人利用這種簡單且有效的冥想治好性冷感的問題。女性方面不僅限於恢復性感而已，對腰痛、生理痛及生理不順都有效。

也能治癒不安神經症

所有的神經症都有不安的心理狀態，不安神經症的情形，並不是對不安有具體的概念，能說出「對某項事物感到不安」，而是被「似乎覺得很不安」的感覺所襲擊，同時身體也發現症狀為特徵。也可說是不安被純粹培養而變得愈來愈巨大，甚且壓垮了那人的神經。

對這樣的人來說，諸如「大地震會在何時何地發生」之類的風聲，真是驚天動地的消息，他們會不安得不得了，對於自己究竟置身何處都感到困惑，成天只是慌張萬分，害得連三餐都吃不下，一步也不敢外出。並且因為不安，自己的喉嚨彷彿被人掐住一般，陷入痛苦的狀態。

這種疾病的特徵之一，便是絕大多數的人都未意識到自己罹患，所以不會真心想治療。

K小姐第一次看到她的模樣，感覺她有點古怪異常，不是很健康，她全身看來很瘦弱，充滿病態，且眼睛下陷，沒有穩定的情緒，表現出極度不安的神情，東張西望，並沒有注意別人說話。

首先要看看K小姐的不安究竟是怎麼回事，為了什麼原因，讓她能儘情傾吐，想盡辦法讓她的心情鬆弛下來。

她的不安在普通人聽到只是「不過如此」程度的事情。不安神經症最常見的情形，便是被「自己是否立刻就要死去」的想法所襲擊，心胸被束縛住，痛苦得透不過氣來。

開始時，K小姐擔心自己是否會死的不安逐漸高昂，導致不安神經症的發作，但下次不知何時又會有這樣的發作不安又襲擊過來，為此憂慮不已。也就是不安再加上不安，若不及時治療，病情加重後就不易痊癒了。

如此一來，到公司上班便不可能順利，本來K小姐對工作極有熱忱，上司及同事對她的印象頗佳，但經常請假、早退後，似乎覺得別人的視線十分冷淡，令她極不自在，更加懼怕到公司去。

以自我暗示法恢復精神狀態

當精神上出了毛病時，顯而易見地實際生活會一直重複著這種惡性循環，除非下定決心治療。

大約花了二小時的時間和K小姐輕鬆地交談，她雖說得吞吞吐吐，但終於能挖掘她內心這許多秘密，她對於能完全發洩出來應該感到舒暢愉快多了吧！看我的眼神，也從最初那樣從強烈的警戒心改變為溫和的視線。

於是說服（不能說是指導）她注意充足的睡眠，增加食慾。然後，施行簡單的自我暗示法，於是她開始進入冥想狀態。

也許是對她所說的話，一直保持著很耐心傾聽的態度，她對每週三次的冥想練習從未中斷過。

每次她進入冥想狀態之前，都會將死亡的不安衝口而出，但我仍很熱心地聽她說，因此，她每次都能完全打開心扉，進入冥想狀態。

約一個月後的K小姐，我主動開口讚嘆她的改變：「喔，K小姐，妳最近的臉色好多了，好像更豐潤起來。」

她自己大概正有這種感覺呢。

不僅如此，K小姐的食慾稍有起色，也能安眠，透過她的父母，我知道她完全康復了。

她的眼神突然閃耀著光亮，興奮地對我說：「我覺得最近的飯非常好吃，而且再也不會為了惡夢呻吟了，真是不可思議……。」

第一次如此快活的話語從她的口中說出。

如此一來，恢復自然迅速，變得令人難以相信今天的K小姐和昨天的K小姐是同一人，簡直判若兩人。

人都難免一死，但在生命劃下休止符之前，如果能認真於每一天的生活，讓今天這一瞬間有滿足感、充實感，如此便是最高的生活態度，能體會這項道理，那麼施行冥想法不必二星期便能收到效果。

K小姐目前一邊上班，一邊熱衷於施行冥想法，愈來愈深入，優游於無我的世界，對人生培養了更多的自信。

2 冥想法的實踐

深層冥想法

・何時最適宜?

適合冥想的狀況，是空腹的時候。

正如你我的經驗一樣，人在滿腹狀態時頭腦的活動會遲鈍下來，缺乏靈感。如果想沉浸於冥想狀態那種朦朦朧朧的氣氛，應選擇能集中於事物的空腹狀態。

最適合冥想的時間是早上、正午、黃昏、深夜。

早上隨太陽的上升，是一天出發的時刻。正午太陽到了天頂，是恢復一上午工作的疲勞，以及補充午後活力的最佳時刻。黃昏時分，心情恢復穩定，慢慢鬆弛下來，也是很好的冥想時間。深夜是一切雜音消除，最能集中精神的時間帶。

接著是地點的問題。深層冥想法需要集中精神，所以，應選擇寧靜而最能鬆弛的地點。

雖說如此，也不一定要有隔音設備的房間才行。大自然的聲音其實也可善加利用。例如，蟲聲、風聲及雨聲等等，將自己的意識集中在這些聲音中。

人原本對聲音就很敏感，但如果被關在完全隔絕聲音的房間時，反而心情無法穩定下來，介意由心臟等自己身體所發出的聲音，無法集中精神。尤其開始時容易受到外在的刺激，關在自己的房間應是最佳的方法，因為房中光線適中，溫度不會太熱也不會太冷，寧靜而心情穩定，是最理想的冥想地點。

重要的是，以寧靜而能使心情穩定的地點，來施行冥想。習慣之後，在一定的時間，保持同樣的姿勢，有這樣條件的地點都可以進行。

另外，在實踐冥想之前，應將腰帶及領帶鬆開，將眼鏡拿掉，當然，手也要先洗淨。接著是姿勢。

深層冥想法最基本的便是姿勢，姿勢如果不佳，無論如何熱心也無法達到應有的效果。不僅無法進入冥想狀態，從冥想清醒後更會留下不快感及淤滯感，所以，首先應記住保持正確的姿勢。

‧三種基本姿勢

深層冥想法的基本姿勢有坐在椅上的姿勢、仰臥的姿勢及倚靠牆壁的姿勢等三種。

坐在椅上的姿勢，如果有靠背的話便淺坐在椅上，臉往上仰，保持輕鬆的姿勢。若沒有靠背，稍微前傾，同樣保持輕鬆的姿勢。

倚靠的姿勢是靠著牆壁將背貼住，一直倚靠著即可。

無論那一個姿勢，手掌都要往上放著，鬆弛力量，放在腿上。眼睛呈半開的狀態，看著自己的鼻尖。另外，闔上眼皮也無妨。

此時，彷彿將自己當作壁上的畫，壓下圖釘（和視線水平的位置，約一公尺前），將精神集中於此處。

‧呼吸法

接著是呼吸法，在深層冥想中，應使用丹田呼吸法（腹式呼吸法）。

首先，將氣全部吐出來，吸氣約八秒，停止二秒，在八至九秒後吐出（開始時，吸氣四秒，停止一秒，吐氣四秒即可）。要吸氣時讓腹部鼓起，要吐氣時以

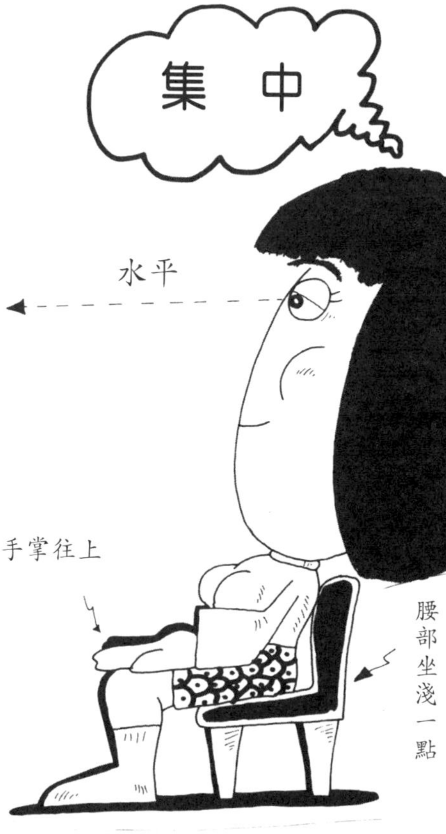
集 中
水平
手掌往上
腰部坐淺一點

肚臍接近背部的心情來進行。而無論吸氣、吐氣都應使用鼻子。無法進行丹田呼吸時，在腹部以電話簿或手掌按壓也可以。心臟不好及血壓高的人，停止呼吸的秒數應減少，注意這點以免引起意外狀況。

將這丹田呼吸法施行十次以上。

一旦習慣之後，便可吸氣八秒，停止八秒，吐氣八秒，施行最正確的方法（繼續十五分鐘後，身體便會暖和起來，產生輕鬆的心情）。

如上所述，利用丹田呼吸法使精神集中，為了讓精神可能集中，可依照以下的方法，邊吐氣邊數數。

①數偶數，從二開始。

②數奇數，從一開始。

③將下一位數去除三及七來數數。

④從五十倒數①～③的方法來數數。

或者，在吸氣時像要吸進夢想、希望、明朗及自信般的心情；吐氣時，則準備好吐出憂慮、絕望、陰鬱及不安的心情，如此進行對提高集中力甚具效果（除此之外，邊聽音樂，將燈光弄暗，看著燭火，或著聽節拍器的聲音——也可打開水龍頭，聆聽它「噗、噗」的滴水聲——描繪走下樓梯的情景，從第二十階梯數十九、十八……。）

像這樣將丹田呼吸法反覆施行十次以上，然後恢復日常呼吸的節奏。同時在心裡默唸：「**我已經鬆弛下來，我現在心情非常穩定。**」

為了要進入更深一層的冥想狀態，在心中默唸數次，作自我暗示。

接著，終於進入冥想狀態（也就是獲得暗示的心理狀態）。

假定你現在非常忙碌，疲憊至極，想要祛除疲勞，進入冥想狀態。此時，只要描繪以下的情景即可：

——很寧靜，美麗的花開著。在某處寬闊的原野，你正躺在如茵的綠草上，鬆弛著身心。抬頭眺望天空，萬里無雲，一片清澈的藍空對你微笑著，太陽繼續照耀著。仔細聆聽時，可聽見小鳥吱吱的叫聲，我的心情非常舒暢。

最後，從冥想中覺醒。

冥想應由自己覺醒，在結束時做自我暗示：

「我數到五就會醒來。」

然後從一、二、三……如此數下去，數到五便真的醒來。深入的時候而無法覺醒過來，只要再數一次一到五即可。

結束後，將手腳伸直，作深呼吸。這種覺醒體操一定要確實進行。

另外，冥想中為了應付火急的事態，應準備一個立刻可以從冥想覺醒過來的關鍵字，只要一點默唸便能使自己恢復清醒，以防意外事件的發生。

以上都一一施行後，一次的深層冥想法便告結束。

所需要的時間是三十分鐘。可以的話，一日進行三次，如果實在無法做到，一日只要一次也無妨。最重要的是耐心繼續做下去。在反覆數次當中，進入冥想狀態的時間會縮短，而冥想的效果會更加強。

・想像正面的情景

想開始冥想的人，表示你對於冥想已有關心及興趣了。

因此，開始冥想後，潛在意識會以你意想不到的速度被開發出來。

冥想會使你在無的空間裡飄浮著，擁有不受任何限制的自由之身。若用視覺來說明，那就有如置身於濃霧中的光景，一切都是朦朦朧朧的。不久，那霧中有景色或某種影像出現，那是從你深層意識所浮現的記憶片斷，只有你才看得見那齣戲劇，演出的角色都來自深層意識，也就是你自己本身。

這便是冥想的「冥」，另一方面「想」也有兩種方法。

一種是「內觀」的方法，對於相繼湧現的影像，彷彿在電影銀幕上觀看，純粹站在旁觀的立場。如此施行之後，潛在意識中不愉快的記憶及意識就會不斷消失，結果恐懼及不安的感情也飛逸無蹤，引導到疾病容易治癒的精神狀態。

另一種方法是想像自己的願望。幻想你想要的東西已到手了，或是成功時的情景。彷彿眼前有個銀幕一般，在銀幕上不斷映出你的想像。此時一面在心中默唸，一面幻想也可以，不用說所默唸的事情需使用具體的字句，在這方法中，自我對話所使用的字句，以及使用方法，都非常重要。

在深層意識中使用否定的字句，絕對是一大禁忌。例如，使用「我不會失敗」這句話的時候，失敗時負面的印象，也就是痛苦的一面會強烈影響心理，在深層意識中會湧上痛苦的幻想。其他諸如「我很不幸」之類的否定字句，也會加強不幸的印象。

因此，冥想時要說：「我很幸福。」將負面的字句換成正面的字句。例如：快樂。高興。美麗。精神極佳。歡笑。成功。順利進展。有自信。一切都過得很如意……。總之，對自己默唸：「我很快樂，很愉快，真是幸福極了！」冥想中隨時都要保持快樂，有充滿幸福、非常充實的感覺，認為自己一定能成功，對未來深具信心，將幸福及成功的情景深深刻劃在深層意識裡。

現在你的臉是否很緊張？如果是這樣，只要使臉部的表情明朗起來，那麼，心情也許也會同樣明朗起來，不妨一試。

心情陰鬱時，動作及臉部的表情會以某種形式呈現出來。比方說，如果你心裡有煩惱的事情，眉間一定會生皺紋，背部也會彎曲。

另外，考試季節時錄取名單公佈後，我們常和一些從學校要到車站的學生擦肩而過，看了他們走路的樣子，有沒有錄取便可一目瞭然。

當我們的心情向著未來積極前進，態度自然會流露出這種訊息，抬頭挺胸，臉的表情也活靈活現，眼睛更閃爍著光輝。

進入如此的心境時，人就不會恐懼失敗，無論任何事情都希望能接受挑戰，放手一搏，彷彿有某種能源隱藏在他的體內。

冥想也是一樣，為了明朗、快樂、幸福的未來而實踐，便是其主要目的，所以負面的因素都要淨化，才能達到深層冥想法的效果。

鐘擺冥想法

首先，以長約三十公分的針線，在尖端吊上擺子（五塊錢或十塊錢大小有洞的硬幣即可），一切準備就緒。

這便是鐘擺冥想法中鐘擺的製作法。

正坐或坐在椅上，閉上眼睛，深呼吸約十次，調整呼吸。

如果心情已穩定下來，便可睜開眼睛，右手（自己比較常用的手）的拇指及食指推針線的尖端，針線的尖端約置於眼睛的高度，距離眼睛三十公分之處。

然後一直凝視著鐘擺。

在心裡默唸著：「**在擺動，在擺動**。」手不能動，而是一直在心裡強烈地唸

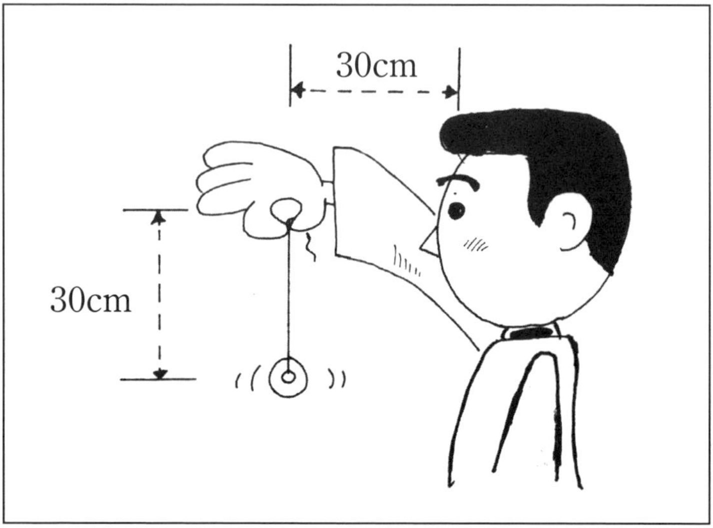

著，鐘擺左右擺動時便心裡默唸：「**擺動得更大，更大。**」

當鐘擺開始擺動得更厲害時，接著唸：「**在轉動**。」

鐘擺轉動得更厲害的話，便默唸：「**轉動得更大**。」

想像它畫著很大的圓，將意識集中在鐘擺，做到這點後，接著默唸：「**前後擺動**。」

進行此方法時，直到最後都不能動自己的手，在意識中強烈自我暗示。

鐘擺從圓形運動，轉換為前後的圓型運動，再轉換為前後擺動。

到了這階段，發揮最大的精神力唸

著：「**鐘擺靜止下來。**」

鐘擺靜止下來後，將雙手放在膝蓋上，眼睛閉上。

現在你已經準備好進入冥想狀態，即將要進入的冥想世界，將會展開什麼樣的光景呢？你大概已迫不及待地想一窺究竟了。

使用錄音光碟的冥想法

深層冥想隨時隨地在任何環境中都能實踐，但使用錄音光碟效果會更佳。

①播放暗示性的光碟

事先將所要暗示的內容錄進光碟裡，以備施行深層冥想時使用，如此即可收效。要注意的是，應依照自己症狀選擇暗示的內容，比較妥當。聲音應慢慢地、力求清晰發出，這點也不可忘記。

②將記憶的資訊以光碟播放出來

將準備刻劃在深層意識裡的資訊及課本內容，朗讀並錄音。在冥想狀態時將錄好的光碟播放出來，仔細聆聽，你會吃驚於深層意識竟有如此大的效果。

③播放背景音樂

為了要更迅速、更深入進入冥想狀態，背景音樂也非常有效。此時所選擇的曲子，當然以自己最喜歡、能鬆弛身心者最佳，將這些曲子錄起來也一樣，也有人直接放音樂。

關鍵字瞬間冥想法

想要喚起因為冥想而浮現的影像時，或者瞬間想要進入冥想狀態時，只要利用關鍵字即可。

例如，為了鼓起勇氣所作的冥想，可以描繪出去冒險的情景：你被大蛇襲擊了，而你正拿著刀面對著牠，一刀刺死了大蛇，你發現了一個勇氣十足的自己！此時，關鍵字便是「刀」，記住這個為了鼓起勇氣的想像的關鍵字，必要時就想起這個字。

人都有將所見、所聞、經歷過的事立刻記憶下來的能力，實際上因為某種微不足道而忘記的事，有時會又突然回想起來，這是某種刺激作用於記憶的迴路，使記憶再生的緣故。

然而，日常生活一切的記憶無法同時甦醒過來，除了必要的事物以外，都成為深層意識而沉睡著。因此，如果將某一個想像以關鍵字加以聯結，便能自由自在地將那想像抽取出來。

舉例來說，電話接線生中有人可以記憶將近一千個號碼，也許你會覺得他們為何能記得那麼多號碼，認為十分不可思議，但這絕對不是由於職業關係，才能記得的。接線生們是將電話號碼改變為物體的聲音、人的名字及短的文章，更方便於記憶。

如果想瞬間進入冥想狀態，也要活用關鍵字。

在深層冥想中，對自己做自我暗示：「我要進行冥想，在心裡默唸三、五、八……，在這樣當中立刻變得穩定，心情非常舒暢，能進入冥想狀態。」

如此一來，只要一想起「三、五、八」這關鍵字，便能瞬間進入冥想狀態，不必多費力氣。關鍵字也有必須注意之處，我現在所列舉的是以「刀」或「三、五、八」做關鍵字，但只有一個關鍵字並不好，可能會有危險。

有效果的暗示

容易緊張

我什麼都毫不在乎！
見人非常快樂！

失眠

力量會卸除。上床的話，
就很優閒，好舒暢。

禁菸

噢，好苦！
別人抽時我也不動心！

偏食

什麼都好吃！
真正可以吃！

不安

我非常輕鬆，
從心底湧上自信。

集中力

噢，頭很涼爽，好輕！
我的頭很舒適！

精神官能症

我的身心都十分愉快。
一天比一天好起來。

肥胖

變成受人喜愛的身材（女）。
修長是晉陞的條件之一（男）。

口吃

說話很快樂，
能以穩定的心情說話，
啊，下巴好輕！

臉紅

誰來我都不在乎！
我已經不介意了！
經常都非常穩定！

① 懷著自信，簡短而強有力地（不必發出聲音也可以）做自我暗示。

② 做肯定性的暗示，不要做沒有自信、懦弱的暗示。

③ 即使是好的暗示，拉得太長也是不行。

曾經某家外國報紙刊載了一則案例，令人十分驚訝。某人以鈴聲作為關鍵字，他在街上走時突然聽見鈴聲，於是立刻進入冥想狀態。

提高冥想效果的關鍵字及想像

◎提高營業成績的「關鍵字」

「這個顧客會和我訂契約，因為我有難以抵抗的神奇力量。」

◎上班族能晉陞的「想像」

你如果強烈希望獲得晉陞的話，冥想時，大可想像自己擔任股長、課長、升任更高一階主管指揮部屬的情景。如此一來，你一定能學會領導別人的判斷力及自覺。

另外，也可以想像一隻大鵬一飛沖天，飛上九萬里的高空，悠然地飛翔著，將牠認為是自己的化身，將這些的想像加入冥想。

◎自我改造的「關鍵字」

「我自己是百獸之王獅子。」（使懦弱的自己搖身一變成為勇氣十足的人）

◎讓惡運好轉的「執念關鍵字」

「以往運氣不好是因為自己正在修業的緣故，所以將惡運克服後，成功便等待著我，我絕對要掃除一切障礙。」

◎前途不會陷入絕境的「內觀法」

遇到逆境時，利用我所提倡的深層冥想之一的「內觀法」來冥想。進入冥想時，要想像自己的精神正浮遊著，從自己的身體離去的光景。而自己的精神之眼，客觀地看著另一個自己。

「我自己坐在桌子旁工作。」「自己和別人正在交涉事情。」「自己焦慮起來。」……等等，浮現這些時候的情景，然後，反問自己：「為何做這樣的事？」「自己在追求什麼？」

如此以客觀的立場來審視自己的精神面，便可重新發現自己所意想不到的自己，從這裡便能看見新的出路。

◎改變沉默陰沉印象的「關鍵字」

「嘴巴很舒適很輕鬆。」

◎治好拒絕上班症的「關鍵字」

「我依照自己的原則，能愉快地完成工作。我不介意別人的視線，只要踏實做下去，一定能順利完成。」

◎二十歲的人要治療各種考試恐懼症的「想像」

想像「龜兔賽跑」的故事。

◎三十歲的上班族要治療心臟神經症的「想像」

「有一條美麗的河川悠悠流著，我躺在船上，隨著藍色天空中的白雲流動，在河上漂浮，我流動著，流著，慢慢地流過去。」

◎管理階層要治療精神官能症的「關鍵字」及「想像」

關鍵字＝「優閒地」、「慢慢地」、「晴朗的天空」、「光明的前程」。

想像＝描繪今後要建立的房屋設計圖，一樓要如何、二樓要如何，具體地浮現室內及家庭的全景。

◎提出獨特企劃的「關鍵字」及「想像」

關鍵字＝「舒暢」、「爽朗」、「我能整理好」。

想像＝有一棵很大的樹。以那大樹作為靠背，我倚靠著它。抬頭看上面，朦朧地看著。額頭有一滴水，好涼爽。又一滴水，舒服地貫穿了身體。一滴、一滴、又一滴，水一直滴在我的額頭上。我不斷磨練自己忍受著。

異常寧靜，彷彿就要融化了。彷彿看見什麼地方，茫然地。有明朗的東西。那麼……，逐漸地……，不如說是完全攤開自己，在那裡接二連三浮現的想像，不必追求，茫然地眺望著，需有這樣狀態的冥想。

提高冥想效果的瑜伽術

將瑜伽術中的六個姿勢分為三次，每天各施行一次（飯後二小時，或入浴之後進行最為理想），如此便能確實得到效果。

深層意識和瑜伽術有密切的關係，最適合於作為進入深層冥想前的準備。

需注意的是，在每個姿勢採取仰臥的姿勢，手腳用力，瞬間伸直，然後卸除所有的力量，需有這樣的覺醒法。

瑜伽可使精神統一，對於保持身體的健康非常有用。

瑜伽的姿勢

①鱷魚的姿勢
【效用】拴緊腰部，對腰痛、生理不順、整腸非常有效。

②鋤頭的姿勢
【效用】刺激甲狀腺，對頸部、肩膀的酸痛及高血壓非常有效。

③弓的姿勢
【效用】使內臟的功能活潑。

④扭轉的姿勢
【效用】有益於腹部的肌肉，對便秘、腰痛有效。

⑤魚的姿勢
【效用】提高臀部，對肩膀酸痛、頭痛、便秘、胃下垂有效。

⑥倒立的姿勢
【效用】對解除失眠症、不安神經症、壓力有效。

鬆弛

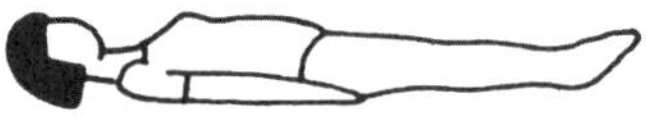

魚的姿勢

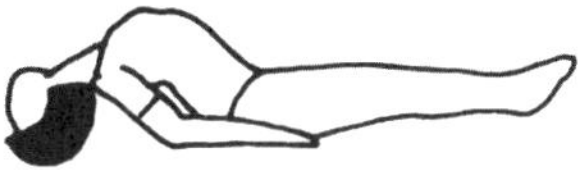

鋤頭的姿勢

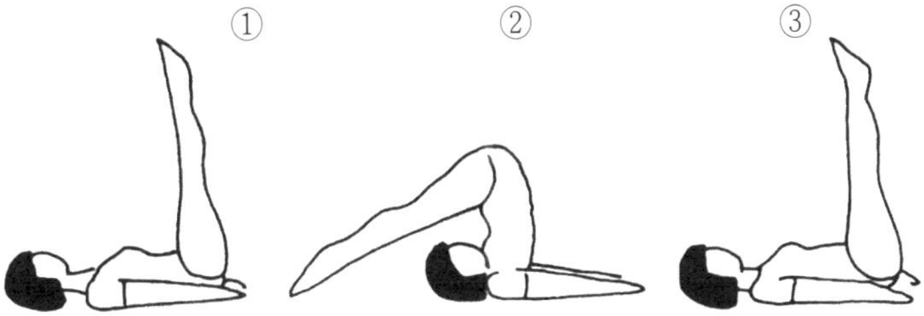

弓的姿勢

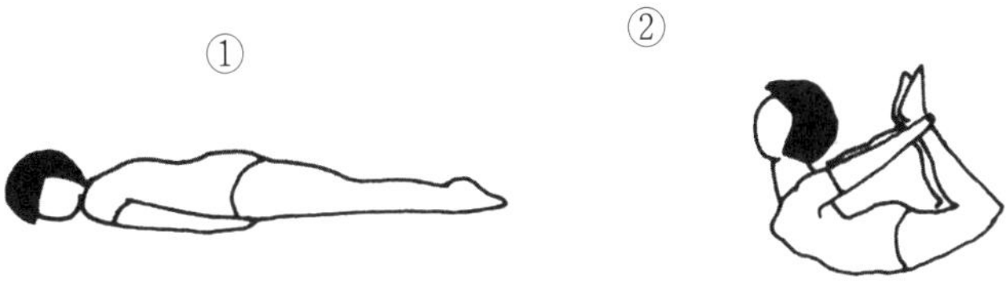

自律訓練法

・何謂自律訓練法

所謂自律訓練法，是德國精神醫學家舒爾茲博士所研究出來的一種自我暗示法的冥想法。

根據美日歐等先進國家醫學研究，自律訓練法可讓不安的心情轉趨平靜與穩定，使自律神經系統回復平衡，降低血壓、提升身體的免疫力，並得到身、心的平衡、舒適與健康，進而開發潛能。

本書的冥想法便藉助了自律訓練法及瑜伽術，以我個人的方式再加以考究。自律訓練法已經有五十年以上的歷史，在歐美被作為企業職員的自我控制法，廣泛普及著。

關於自律訓練的效果，有許多戲劇性的案例報告，在這裡我列舉加拿大魯迪博士的報告。

某次，有幾個相約滑雪的朋友因遇到雪崩而遇難，他們都被雪埋在下面。其中一人由於精通自律訓練法，便在救援隊來臨之前反覆不斷沉浸於冥想之中。不久，救援隊抵達出事地點，一行人全部被救出，但其他的人都有嚴重的凍傷，只有他毫髮未傷。

・自律訓練法的準備

練習自律訓練法時，分早上、白天、晚上（就寢前）三次進行即可，一次的練習三到五分鐘便已足夠。

一次的練習如果有十分鐘以上的時間可以運用，可將此段時間分成三次來練習。第一次開始約經過五分鐘便中止練習，輕輕手腳的運動，讓身體鬆弛下來，然後再重新進行第二次。

並不是一天的次數一定要做三次，早晚兩次，或中午休息、就寢前各一次即可。重要的並不是一天的次數愈多愈好，而是有耐性、持之以恆。

・練習姿勢

和普通的冥想法完全相同，不必過份勉強自己，採取優閒自在的姿勢。做「仰臥的姿勢」也可以，坐在椅上的姿勢也不錯。在公司利用午休時間練習時，應鬆開領帶或腰帶，眼鏡、手錶之類的物品也要取下。

・自律訓練法的七個步驟

自律訓練從〇到六，由七個步驟所組成。第一步驟有固定的語言，也就是選用關鍵字，將那句話在腦海裡反覆默唸，如此便能恢復身心的平衡。

開始時，最重要的是採取正確的姿勢，輕輕閉上眼睛慢慢做深呼吸，反覆數分鐘。此時想像體內的緊張已完全卸除，然後默唸各步驟所決定好的暗示（公式）。

①第〇步驟（安靜感練習）＝「為了心情非常穩定。」

②第一步驟（重感練習）＝「右手（先是常用的手）很重，左手很重，右腳很重，左腳很重。」

③第二步驟（溫感練習）＝「右手很暖和，左手很暖和，右腳很暖和，左腳很暖和。」

④第三步驟（心臟調整練習）＝「心臟很寧靜，很有規律地跳動著。」

⑤第四步驟（呼吸調整練習）＝「呼吸非常輕鬆。」

⑥第五步驟（腹部溫感練習）＝「**肚子非常暖和。**」

⑦第六步驟（額部涼感練習）＝「**額頭非常涼爽。**」

以上的七個步驟便是自律訓練法的標準練習，最重要的是第〇步驟到第二步驟，很忙碌的人，只要精通這三個步驟便充分具有效果了。

・消去動作

冥想結束後，應做消去動作。

手緊緊握住，做四、五次雙手手臂的前屈運動，然後儘量將手臂伸直，邊伸直邊慢慢吸氣，深深吸進後，將手臂慢慢放下吐氣，將這動作反覆二次。接著將雙腳或雙腕一起用力後鬆懈力氣，如此做即可。

第〇步驟（安靜感練習）

這個步驟可說是所有步驟的「通路」，應充分熟練精通，否則便無法往下一個步驟推移。以公式在心中慢慢默唸。

「**心情非常穩定，心情非常穩定……。**」（反覆著）

自律訓練法的要領是不要勉強集中心情，彷彿肌肉要弛緩下來的感覺，茫然地唸著公式即可。

第〇步驟一般只要一到二週的時間便能精通，一旦精通之後，可以做種種應用，想要進入深層冥想時，只要利用上述的公式便能進入深入的冥想。結束時一定要做消去動作

第一步驟（重感練習）

這個步驟是以兩手兩腳出現「沉重」的感覺，且學會自我控制的方法為目標。

這步驟練習可分為六個階段，內容如下：

①右手很重（三到五次慢慢反覆，以下相同）。
②右手及左手很重。
③雙手很重。
④雙手及右腳很重。
⑤雙手、右腳及左腳很重。
⑥雙手雙腳很重。

以上是針對習慣使用右手的人來說，如果是左撇子，就需從左手開始。依照以下的公式默唸：

「心情非常穩定（反覆著）：**右手很重，右手很重……，心情非常舒暢，非常穩定，右手很重**（反覆著）……（消去動作）。」

「沉重」的感覺並不是指拿物品時的重量，而是一種類似慵懶的感覺。其他的步驟也是一樣，絕對不讓雙手雙腳沉重的念頭而集中心情，肌肉反而會緊張。

進行這步驟，右手的重量感隨之出現，左手也逐漸感到沉重，接著，以「雙手很重」的公式使雙手沉重。

以下和手臂同樣，以「雙手雙腳很重」的公式進展下去。

消去動作務必要進行，直到心情舒暢為止，充分做完這練習步驟若未做消去動作，有時會留下目眩的脫力感。

這步驟也有出現昏昏欲睡的情形，但不必介意，在練習當中會逐漸毫不在乎，平常睡眠少的人，就此睡下也無所謂。

這步驟約二到三週便能精通。

第二步驟（溫感練習）

精通第一步驟之後，指尖的溫度能證實上升二、三度。也就是肌肉弛緩，血行良好。因此，若未先精通第一步驟，便無法順利進行第二步驟的溫感練習。

這步驟的練習和第一步驟相同，分成六個階段。

①右手很暖和（反覆做三到五次，以下相同）

②右手及左手很暖和。

③雙手很暖和。

④雙手及右腳很暖和。

⑤雙手、右腳及左腳很暖和。

⑥雙手雙腳很暖和。

練習以下面的方式進行：

「**心情非常穩定……**（反覆著），**雙手雙腳很重要暖和，雙手雙腳很重右手很暖和，心情非常穩定，雙手雙腳很重右手很暖和……**（消去動作）。」

以下和第一步驟相同，默唸「**雙手雙腳很重很暖和**」，一直進展到這階段為止。

精通這階段之後，你會驚訝於自己不可思議地忍受著比以前更大的壓力，耐力增強了。

第三步驟（心臟調整練習）

「**心情非常穩定**（反覆三到五次）……，**雙手雙腳很重很溫暖**（反覆三到五次）……，**心情非常穩定**……，**心臟靜靜地有規律地跳動著**，**心臟靜靜地有規律地跳動著**……（消去動作）。」

心臟有病或患心臟神經症的人，因有發作的可能性，這步驟不要練習，移到下一個步驟。

第四步驟（呼吸調整練習）

第三步驟及第四步驟是為了調整心臟的鼓動及呼吸，且證實達到這地步，因此它的公式是「**呼吸很輕鬆**」。

練習的要領需加上第三步驟的公式，反覆加進去。

這步驟約進行一星期即可，有呼吸系統疾病的人，應省略它。

第五步驟（腹部溫感練習）

這步驟是為了取得腹部內臟平衡的練習。在標準練習中，這步驟的效果需要一段時間才能顯現。溫感很不容易出現，開始時，將手貼在心窩，比較容易有溫暖的感覺。

練習以下面的方式進行：

「**心情非常穩定……，雙手雙腳很重很暖和……，心臟靜靜而有規律地跳動著……，腹部很暖和，呼吸非常輕鬆……，腹部很暖和……**（消去動作）。」

到這步驟時，身體神經的中心點成為鬆弛的中心，結束之後，全身會感到舒暢爽朗的心情。

尤其對習慣性便秘非常有效，但對於有糖尿病等腹部疾病的人並不適用，應跳過去直接進入下一個步驟。

第六步驟（額部涼感練習）

在這步驟以前是以溫感為主，最後的步驟則是以頭部為中心點，創造出「頭寒足熱」的狀態。

公式是「**額頭非常涼爽**」。練習是「**心情非常穩定……，雙手雙腳很重很暖和……，心臟靜靜地有規律地跳動著……，呼吸非常輕鬆……，腹部很暖和……額頭非常涼爽**（反覆著）……（消去動作）。」

這步驟應作全體的整理，輕輕進行的程度即可。

精通標準練習之後，從第〇步驟到第六步驟，儘量以短時間為一循環，全體以一到二分鐘能做完為佳。

自律訓練的效果

想要精通自律訓練法至少需二個月的時間，慢的人可能花半年的時間，但一旦精通之後，應用範圍很廣泛，效果也非常顯著。

例如，在辦公室及捷運中，到處都可以進行，短時間內學會自我控制的方法，幾乎不再會為壓力而煩惱。另外，已經患有各種神經症及身心症的人，也可以作為非常有效的治療法。

國家圖書館出版品預行編目資料

雙極療術與深層冥想／蕭京凌・柯素娥　編譯　洪洋 整理
——初版——臺北市，品冠文化出版社，2021［民110.08］
面；21公分——（壽世養生；36）
ISBN 978-986-06717-1-1　（平裝）
1.穴位療法　2.超覺靜坐
413.915　　　　110009334

雙極療術與深層冥想

編　　譯／蕭　京　凌・柯　素　娥
整　　理／洪　　　洋
發 行 人／蔡　孟　甫
出 版 者／品冠文化出版社
社　　址／台北市北投區（石牌）致遠一路2段12巷1號
電　　話／(02) 28233123・28236031・28236033
傳　　真／(02) 28272069
郵政劃撥／19346241
網　　址／www.dah-jaan.com.tw
E-mail／service@dah-jaan.com.tw
登 記 證／北市建一字第227242號
承 印 者／傳興印刷有限公司
裝　　訂／佳昇興業有限公司
排 版 者／千兵企業有限公司
初版1刷／2021年（民110）8月

定　價／250元

大展好書　好書大展
品嘗好書　冠群可期

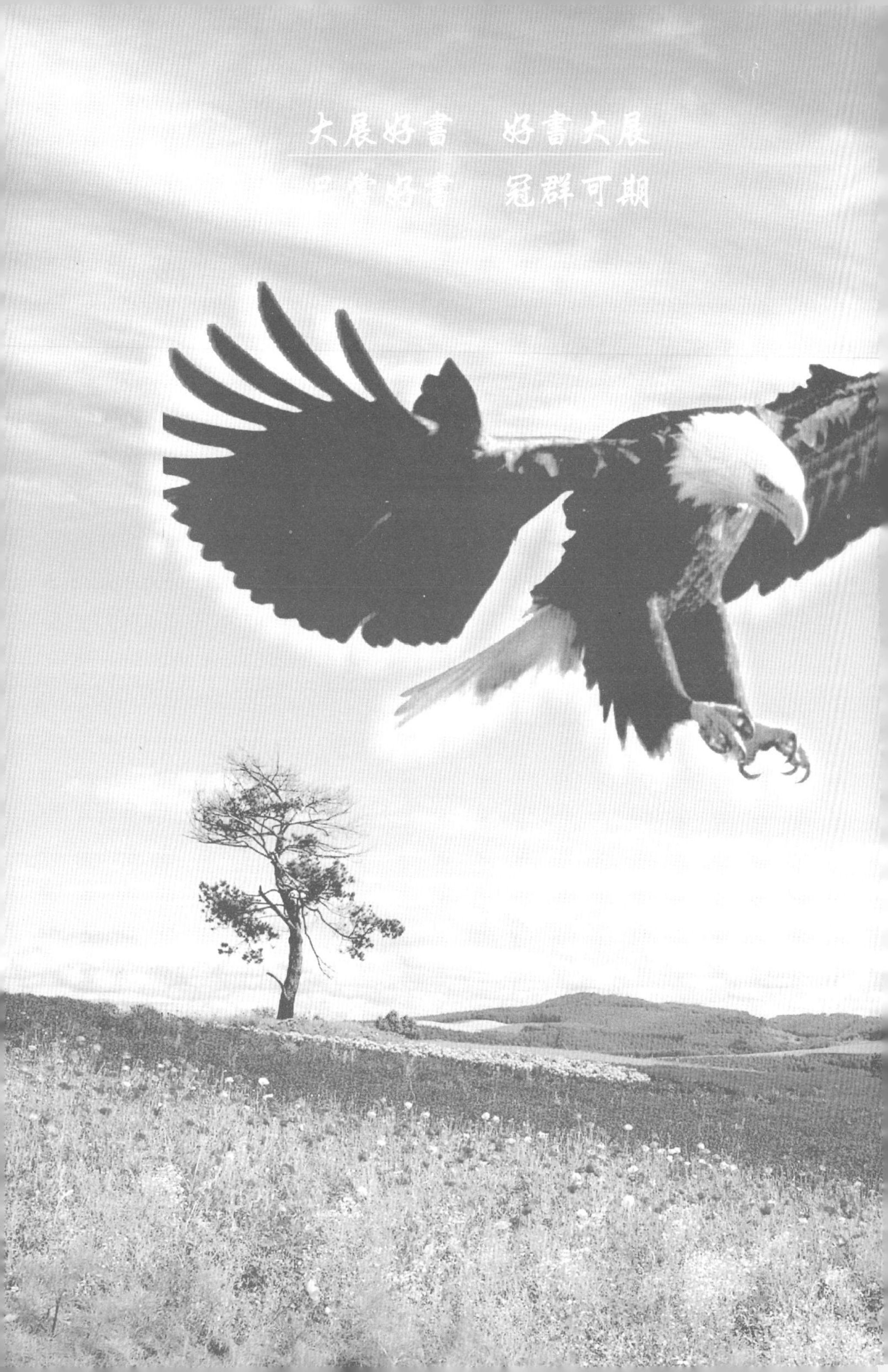
大展好書 好書大展
品嘗好書 冠群可期